DER PRIMÄRE LEBERKREBS

VON

KURT KÖHN

MIT 20 ABBILDUNGEN
UND 3 KURVEN

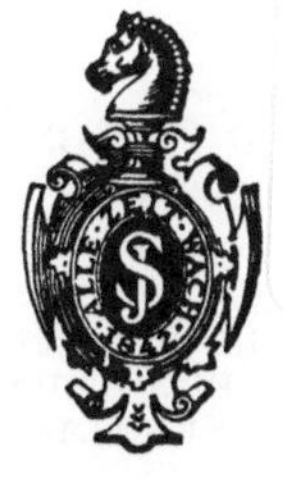

SPRINGER-VERLAG

BERLIN · GÖTTINGEN · HEIDELBERG

1955

AUS DEM PATHOLOGISCHEN INSTITUT
DES STÄDTISCHEN KRANKENHAUSES BERLIN-SPANDAU
(DIREKTOR: PROF. DR. C. FROBOESE)
UND DEM PATHOLOGISCHEN INSTITUT
DER FREIEN UNIVERSITÄT BERLIN
(DIREKTOR: PROF. DR. W. DOERR)

ISBN 978-3-642-49510-6   ISBN 978-3-642-49798-8 (eBook)
DOI 10.1007/978-3-642-49798-8

Vorwort.

Die vorliegende kleine Monographie will sich nicht nur an den pathologischen Anatomen, sondern auch an den klinisch tätigen Arzt wenden. Für den Pathologen gehört der primäre Leberkrebs von jeher zu den auffälligsten Organkrebsen, denn seine Vielgestaltigkeit übertrifft bei weitem noch die des Lungenkrebses und bietet, ebenso wie auch sein ungewöhnlich häufiges Zusammentreffen mit der Lebercirrhose, interessante Einblicke in die allgemeine Krebsproblematik. Der Kliniker, der vor der Einführung der Laparoskopie das primäre Lebercarcinom nur als Vermutungsdiagnose kannte, mag durch die kleine Schrift angeregt werden, sein Interesse in einer Zeit vermehrt auftretender Leberschäden auch dieser verhängnisvollen „Komplikation" der chronischen Hepatitis, der Leberdystrophie und vor allem der Lebercirrhose zu widmen. Da sich die Stimmen mehren, die von einer Zunahme des primären Leberkrebses berichten, schien es an der Zeit, diesen Vermutungen an Hand eines größeren statistischen Materials nachzugehen.

Wir haben uns Mühe gegeben, die seit der letzten deutschen Gesamtdarstellung der primären Leberkrebse durch G. HERXHEIMER im Handbuch für pathologische Anatomie erschienene Literatur vollständig zu berücksichtigen, um weiteren Bearbeitern einen kleinen Wegweiser durch die schon fast unübersehbare Fülle der Publikationen zu geben.

Besonderer Dank gilt meinem hochverehrten früheren Chef, Herrn Professor C. FROBOESE für manche Anregung und für die Überlassung zahlreicher histologischer Schnittpräparate, meinem jetzigen Chef, Herrn Professor W. DOERR, für großzügigste Förderung und Herrn Prof. K. FREUDENBERG für die freundliche kritische Durchsicht der statistischen Kapitel. Der 1. techn. Assistentin des Path. Institutes Berlin-Spandau, Frau G. MAURER, gilt mein Dank für die Anfertigung der histologischen Präparate und der Mikrofotografien. Vor allem aber sei dem Verlag für bereitwilligstes Entgegenkommen gedankt.

Berlin-Charlottenburg, den 17. 6. 1955.

KURT KÖHN.

Inhaltsverzeichnis.

Einleitung.

Der primäre Leberkrebs gilt allgemein als ein seltener Vertreter der Krebskrankheit. Eine auffällige *Häufung* der primären Leberkrebse in unserem Sektionsgut der letzten Jahre (1950 bis 1953) veranlaßte uns daher zu eingehendem Studium dieser sehr wechselvollen und interessanten Carcinome.

Der Gedanke, die von uns beobachtete Häufung könne eine beginnende *echte* Zunahme der Leberkrebse anzeigen, lag nahe, zumal diese Vermutung bereits von J. ZEITLHOFER (1951) und F. W. BLATCHFORD (1952) geäußert wurde. Auch drängt sich dieser Verdacht als Parallele zum Verhalten des Lungencarcinoms auf! Es ist noch nicht lange her, da die Frage nach der Zunahme des Lungencarcinoms im Mittelpunkt der statistischen Carcinomforschung stand (W. BERBLINGER 1925, R. BRECKWOLDT 1926, K. KATZ 1927). Heute gilt die Zunahme des Lungenkrebses als gesicherte Tatsache (W. FISCHER 1940, 1949, 1954, K. H. BAUER 1949, G. KNORR 1949, 1950, O. KOCH 1950, C. FROBOESE 1951, H. LESCHKE 1952, H. ECK 1952, H. GROSSE 1953, W. WERNER 1953, L. WAGNER u. G. v. KARGER 1953), wenngleich die Ursachen hierfür auch noch völlig ungeklärt scheinen. Immer wieder wurde und wird — natürlich nicht unwidersprochen — der wachsende Tabakabusus mit der Zunahme des Lungenkrebses in Verbindung gebracht (F. LICKINT 1935, 1943, 1952, 1953, F. H. MÜLLER 1939, v. GLINSKI 1941, C. WEGELIN 1942, W. WILDT 1948, M. L. LEVIN, GOLDSTEIN u. GERHARDT 1950, H. GSELL 1951, H. GROSSE 1953, K. H. BAUER 1954), wie auch die häufigen, in den letzten Jahrzehnten immer wiederkehrenden Grippeerkrankungen (M. ASKANAZY 1919, M. SCHIDTMANN 1920, W. BERBLINGER 1925, J. WÄTJEN 1940, C. FROBOESE 1951), als Momente, die durch ihre immerwährende oder periodische (entzündliche ?) Reizung und Schädigung des Bronchialepithels einen präcancerösen Zustand schaffen, der schließlich zum echten Krebs als „eine über das physiologische Ziel hinausschießende Regenerationsleistung" (K. KATZ 1954) wird.

Erfahren wir jetzt, daß die entzündlichen und degenerativen Erkrankungen der *Leber*, die Hepatitis, die Leberdystrophie und auch die Lebercirrhose seit dem 2. Weltkrieg und seinen anschließenden Hungerjahren zugenommen haben (H. A. KÜHN 1947, G. ALSTED 1947, M. BJORNEBOE 1948, 1949, H. KALK 1950, 1954, A. AUFDERMAUR 1951, H. GATTNER 1952, A. WERTHEMANN 1953, K. NISSEN 1954), so scheint uns der Verdacht auf eine eventuelle wirkliche Zunahme des primären Leberkrebses durchaus gerechtfertigt, zumal wir wissen, daß mehr als die Hälfte aller Lebercarcinome auf dem Boden der Lebercirrhose entstehen.

Seit 1930 werden an unserem Institut die Leberkrebse einer besonders sorgfältigen Beobachtung unterzogen und — was in jeder Hinsicht wertvoll ist — stets durch den *gleichen* Beobachter, unseren verehrten Chef, Herrn Professor FROBOESE. Von 49 an unserem Haus sezierten Lebercarcinomen konnte Verf. persönlich 39 histologisch untersuchen. Für weitere statistische Auswertungen stand uns durch das freundliche Entgegenkommen von Herrn Professor DOERR auch das Archiv des Pathologischen Instituts der Freien Universität *Berlin* zur Verfügung. Hier waren in der gleichen Beobachtungszeit, also seit 1930, 36 primäre Leberkrebse verzeichnet worden, so daß wir unserer Arbeit im ganzen 85 primäre Lebercarcinome zugrunde legen können.

In Anbetracht der Seltenheit des primären Leberkrebses, verfügen wir damit über ein relativ großes Material und halten uns für berechtigt, die Histologie sowie die Histo- und Pathogenese dieser Erkrankung noch einmal ausführlich darzustellen, um so mehr, da wir auf Grund unserer histologischen Studien zu der Auffassung gekommen sind, daß eine Neubearbeitung der Histologie und Histogenese des Leberkrebses notwendig geworden ist. Jene klassische Einteilung der Leberkrebse in *hepato-* und *cholangiocelluläre* (K. WEGELIN 1905, K. YAMAGIWA 1911, M. GOLDZIEHER und Z. V. BOKAY 1911, S. SALTYKOW 1912, 1914, G. HERXHEIMER 1930), die seinerzeit dem langwährenden Streit, ob die Carcinome der Leber von den Leberzellen oder von den Gallengangsepithelien ausgehen, ein Ende bereitete, kann heute, wenn überhaupt, nur noch sehr beschränkte Gültigkeit beanspruchen. Diese Ansicht findet sich bereits in einigen älteren und neueren Arbeiten angedeutet (H. ROSENBUSCH 1926, A. TSCHISTOWITSCH 1928, K. HORN 1929, G. KAHLAU 1937, F. KLAR 1940, W. A. D. ANDERSON 1948, J. LEBON u. R. EISENBETH 1950, C. BERMAN 1951, H. J. SCHUPBACH u. R. B. CHAPPELL 1952), wenngleich im allgemeinen auch heute noch strikt, z. T. wohl aus didaktischen Gründen, an der alten Einteilung der Lebercarcinome festgehalten wird.

Seit der Bearbeitung der primären Leberkrebse durch G. HERXHEIMER (1930) im Handbuch der Pathologischen Anatomie von F. HENKE u. O. LUBARSCH fehlen in der deutschen Literatur umfassendere Darstellungen, obwohl die Einzelveröffentlichungen sowohl im deutschen wie im ausländischen, namentlich im anglo-amerikanischen Schrifttum außerordentlich zahlreich sind.

Das Literaturverzeichnis der Monographie von C. BERMAN (1951) umfaßt 27 (!) Seiten. E. u. J. MILLER (1952) zitieren 274 Arbeiten allein über das experimentelle Lebercarcinom in ihrem Buch: ,,Die Biochemie der Krebsentstehung in der Leber.‘‘

Die erste und bisher einzige[1] *neue* Gesamtdarstellung des primären Leberkrebses erschien 1951 in der ausländischen Literatur von CHARLES BERMAN (Senior Med. Officer, Transvaal, South Africa), um endlich eine spürbare „Lücke" in der Krebsliteratur zu füllen:

'This monograph is an attempt to fill a gap in the literature of cancer, in as much as no comprehensive study of primary liver cancer is as yet available … Information on primary liver cancer must therefore be sought in current journals, many of which welcome the publication even of single cases.' (Aus dem Vorwort der Monographie.)

C. BERMAN legte seiner Monographie 75 beobachtete Leberkrebse zugrunde, von denen allein 34 unter seiner eigenen Aufsicht bereits klinisch betreut und dann später pathologisch-anatomisch durchuntersucht wurden. Weitere 700 Fälle konnten von ihm statistisch erfaßt und ausgewertet werden. Seine Beobachtungen sind in der Hauptsache an den Negern der afrikanischen Länder gewonnen, die in einem ungewöhnlich hohen Prozentsatz an Leberkrebs erkranken (siehe auch F. C. ROULET 1951). Eine Gegenüberstellung der in Afrika gemachten Erfahrungen zu den unsrigen, die an einem, was Rasse und Umweltfaktoren anbetrifft, völlig verschiedenen Material gesammelt wurden, erscheint im Hinblick auf die histologische, pathogenetische und ätiologische Beurteilung der Leberkrebse besonders aufschlußreich.

---

[1] Inzwischen ist von den amerikanischen Autoren H. A. EDMONDSON u. P. E. STEINER, Cancer (N. Y.) **7**, 462 (1954), ebenfalls eine ausführliche Darstellung der primären Leberkrebse erschienen. Die von H. ELIAS angekündigte Arbeit über 141 Beobachtungen primärer Lebercarcinome (J. nat. Cancer Inst.) hat leider bis zur Drucklegung unserer Monographie noch nicht vorgelegen.

A. Häufigkeit und Vorkommen des primären Leberkrebses.

1. Allgemeines.

Die ersten nennenswerten Arbeiten über das Lebercarcinom stammen von BAYLE u. CAYOL (1812). Doch zu jener Zeit, wie auch in den darauffolgenden Jahrzehnten, wurde noch nicht zwischen primärem und sekundärem (metastatischem) Leberkrebs unterschieden (D. v. HANSEMANN 1890), so daß die Literatur der ersten Hälfte des neunzehnten Jahrhunderts bei unseren statistischen Bearbeitungen unberücksichtigt bleiben muß. Selbst im Lehrbuch der Pathologischen Anatomie von K. v. ROKITANSKY vermissen wir eine Unterscheidung zwischen primärem und sekundärem Leberkrebs (ROKITANSKY gab 1840 die Häufigkeit der Leberkrebse noch mit 16,6% aller Carcinome an!). K. KÖSTER (1862) bestritt das Vorkommen eines primären, von den Leberzellen ausgehenden Carcinoms, wie laut G. v. BERGMANN u. F. STROEBE (1939) zunächst auch RUDOLF VIRCHOW, vor allem aber B. RIESENFELD (1868):

„Betrachten wir aber die Gallenwege und die Gallenblase als zur Leber gehörig, und das müssen wir tun, so wird niemand leugnen können, daß es einen primären Leberkrebs gibt; nur insofern *gibt es in der Tat keinen primären Krebs der Leber*, als er *nie* von den Leberzellen selbst ausgeht." (Hervorhebungen von uns.) — Somit werden auch die 69 (!) Fälle von Leberkrebs verständlich, die RIESENFELD allein in den Jahren 1864 bis 1868 beobachtet haben will!

A. FÖRSTER (1863) wiederum hielt sämtliche Leberkrebse für primär entstanden. Aber selbst nachdem man zwischen primärem und metastatischem Leberkrebs grundsätzlich zu unterscheiden gelernt hatte (R. VIRCHOW 1863), nahm man es mit der Einteilung der Lebercarcinome in primäre und sekundäre keineswegs genau, sonst wären die ungewöhnlich hohen statistischen Angaben VIRCHOWS u. O. LEICHTENSTERNS (1878) nicht zu verstehen, welche beide die relative Häufigkeit des primären Leberkrebses mit 6—6,9% bezifferten und ihm damit die 4. Stelle in der damaligen Häufigkeitsskala der Carcinome, nach dem Uterus-, Magen- und Mammakrebs einräumten. D. v. HANSEMANN (1890) konnte nach genauer Prüfung der von F. T. FRERICHS (1861) beschriebenen 19 Lebercarcinome noch 17 als metastatisch zurückweisen.

Gegen Ende des vorigen Jahrhunderts erschienen dann sehr zahlreiche kasuistische und statistische Arbeiten über den primären Leberkrebs, so daß H. EGGEL (1901) von 1861 bis 1901 bereits 163 *gesicherte* Fälle zusammenstellen konnte. Aus der Fülle dieser ersten bis 1900 erschienenen Veröffentlichungen seien nur wenige, besonders bedeutungsvolle, hervorgehoben:

Vulpian (1866) und Lancereaux (1868) beschrieben das Einwachsen des Leberkrebses in die Pfortaderäste als wichtigstes Kriterium der Malignität zur Abgrenzung gegen die gutartigen Hepatome. O. Schüppel (1868), M. Perls (1872), C. Weigert (1876) und T. Harris (1885) befaßten sich ausführlich mit der Histologie und Histogenese des Leberkrebses. A. Kelsch u. P. L. Kiener (1876) lieferten einen wertvollen Beitrag an Hand zweier Fälle aus Algier. V. C. Hanot u. A. G. Gilbert (1888) verdanken wir die erste makroskopische Klassifizierung der Leberkrebse. Ferner seien die Arbeiten von C. Sabourin (1881), D. v. Hansemann (1890), S. v. Heukelom (1894) und V. Schmieden (1900) genannt.

Das primäre Lebercarcinom gilt noch heute in Europa und Amerika als so selten, daß ihm „höchstens ein akademisches Interesse" zukomme (C. Berman); ähnlich äußerte sich vor Jahren auch E. Kaufmann (1931). W. Braun (1937) schrieb, daß „in der Weltliteratur trotz intensiven Suchens der Pathologen durch viele Jahrzehnte hindurch erst 600 Beschreibungen über das Vorkommen primärer Lebercarcinome niedergelegt worden sind". Diese Angabe ist jedoch ungenau, da bereits 7 Jahre früher von G. Herxheimer (1930) 600 in der Weltliteratur beschriebene Leberkrebse gezählt wurden (siehe auch F. Roth 1938). Herxheimer nennt den primären Leberkrebs eine „verhältnismäßig" seltene Erkrankung, er zitiert in seinem Handbuch-Kapitel aber nicht weniger als rund 550 Arbeiten über ihn. Trotz der Seltenheit des Lebercarcinoms entstand eine derartig umfangreiche Literatur (schon H. Eggel 1901 und F. H. Härtel 1903 hatten ausdrücklich darauf hingewiesen, K. Stromeyer 1912 sprach sogar von einem „fast unübersehbaren" Schrifttum), daß G. Herxheimer sich zu folgender Erklärung hierüber veranlaßt sah:

„Ist ein Leberkrebs aber vorhanden, so bietet er doch meist ein dem bloßen Auge überaus auffallendes Bild und mikroskopisch liegen besondere, sehr interessante Verhältnisse vor, und so ist es wohl zu erklären, daß die an sich verhältnismäßig seltenen primären Leberkrebse zum großen Teil ausführlich mitgeteilt wurden und somit die Kasuistik über solche doch eine sehr ausgedehnte ist."

Seither ist, wie bereits betont, die Literatur über das Lebercarcinom nicht geringer geworden (F. Klar), so daß die in fast allen neueren Arbeiten stets wiederkehrende Bemerkung von der Seltenheit des primären Leberkrebses (E. Berg 1940 und H. E. Walther 1948 sprechen ebenfalls von „seltenen" Geschwülsten und H. Behrens 1951 sogar von „außerordentlich seltenen") hierzu eigenartig kontrastiert. Demgegenüber hatte F. Kieser (1913) das Lebercarcinom als „keineswegs seltene" Erkrankung bezeichnet, jedoch die Gallensystem-Carcinome mit einbezogen, und auch I. Toussaint (1930) hatte geäußert: „Wir können also primäre Lebercarcinome heute nicht mehr zu Raritäten rechnen". E. Mannsfeldt glaubte bereits 1931 eine Zunahme des Leberkrebses feststellen zu müssen. Diese zum Teil widersprechenden Angaben werden verständlich, wenn man sich mit den Schwierigkeiten einer genauen statistischen Erfassung des primären Leberkrebses vertraut macht.

2. Kritische Bemerkungen zur Statistik.

Statistik, ganz allgemein gesprochen, ist eine Wissenschaft, die eigentlich dem Experten, dem mathematisch-statistisch Geschulten vorbehalten bleiben sollte, damit sie ,,durch *richtige* Anwendung ihrer Methoden zum wirklichen Nutzen für alle Zweige der Naturwissenschaft und Biologie" werden kann (H. HOSEMANN 1949). HOSEMANN betont zu Recht, daß in der statistischen Beweisführung von vornherein die Absicht zu einem bestimmten Ergebnis zu gelangen, verborgen liegt und ,,daß die Gefahr groß ist, die wirklichen Verhältnisse so umzuformen, wie man sie wünscht".

Die *Krebsstatistik* ist wie jede andere Krankheitsstatistik besonderen Schwierigkeiten unterworfen (H. HAUBOLD 1935, 1936, K. H. BAUER 1949, E. E. ROESLE 1949). Genaue statistische Unterlagen lassen sich nur am Sektionsmaterial gewinnen, da Diskrepanzen zwischen ambulantem, klinischem und späterem Sektionsbefund außerordentlich häufig und oft schwerwiegend sind (H. G. WELLS 1927, A. E. SITSEN 1935, W. FISCHER 1937, 1939, 1942). Andererseits geht die Sektionsstatistik aber von einem von vornherein ausgesuchten Material aus (ROSENFELD zit. nach H. E. WALTHER), da fast ausschließlich in städtischen oder kommunalen Krankenhäusern Verstorbene zur Sektion gelangen, was je nach Spezialgebieten und Können der jeweils dort tätigen Chefärzte eine kaum in Rechnung zu stellende Auslese des Materials bedingen kann. Ferner werden, bis auf geringe Ausnahmen, nur Angehörige ganz bestimmter Alters- und sozialer Klassen seziert und dann vor allem auch nur ein geringer Teil der Bevölkerung! Nach O. LUBARSCH (1924) wurden nur 4,3% aller Verstorbenen obduziert, wohingegen W. FISCHER (1939) aus Rostock die ungewöhnlich günstige Sektionshäufigkeit von 43,6% melden konnte; die übrigen Angaben bewegen sich zwischen diesen beiden Extremen. Somit kann die reine Sektionsstatistik nichts über die *wahre* Häufigkeit einer Erkrankung aussagen und erst komplizierte statistische Wahrscheinlichkeitsrechnungen, die auch die ambulante und klinische Diagnostik berücksichtigen, können hierüber Auskunft geben. Und doch bleibt die Statistik die einzige Möglichkeit, uns über das ,,Werden und Vergehen" von Krankheiten zu orientieren, ,,da sich in der Medizin und Biologie infolge der Variabilität der Einzelmerkmale nur sehr wenig ohne Statistik beweisen läßt" (H. HOSEMANN). So wurde durch statistische Untersuchungen nicht nur die echte Zunahme des Lungenkrebses bewiesen (s. o.), sondern es konnte die lange behauptete, absolute Gesamtzunahme des Krebses, als durch Überalterung und bessere ärztliche Erfassung der Bevölkerung bedingt, einwandfrei widerlegt werden (FR. PRINZING 1924, 1926, K. FREUDENBERG 1932, 1955, H. HAUBOLD 1935, 1938, H. E. WALTHER 1948). Diese allgemeine ,,scheinbare Zunahme" des Krebses muß selbstverständlich auch bei einem Vergleich der älteren und neueren Statistik der *Lebercarcinome* berücksichtigt werden!

Für eine genaue statistische Erfassung der *primären Leberkrebse* liegen die Verhältnisse besonders ungünstig. Es kommt von vornherein nur die *Sektionsstatistik* in Frage, so daß über das wirkliche Vorkommen dieser Erkrankung auch schätzungsweise nichts ausgesagt werden kann. Die Morbiditäts-Statistik ist wegen der äußerst schwierigen und deshalb meist auf Vermutungen angewiesenen klinischen Diagnostik (G. v. BERGMANN u. F. STROEBE, C. BERMAN, H. KALK, H. A. EDMONDSON und

P. E. Steiner) unmöglich. Von 49 von uns sezierten Lebercarcinomen waren nur 8 = 16% klinisch als solche einwandfrei diagnostiziert worden, bei 7 weiteren wurde ein Verdacht ausgesprochen, und ebenfalls 7 liefen unter der Diagnose Gallenblasencarcinom, d. h. 27 = 55% wurden uns unter völlig anderen Diagnosen übergeben. Selbst durch Laparoskopie und Probelaparotomie läßt sich die Frage, ob ein primäres oder sekundäres metastatisches Lebercarcinom vorliegt, nur in seltenen Fällen klären, und so wird die größere Wahrscheinlichkeit des letzteren wohl meist den Ausschlag zur Diagnose geben.

Nach D. v. Hansemann (1890) verhält sich die Häufigkeit des metastatischen zum primären Lebercarcinom wie 40:1, nach M. Pleitner (1889) wie 22:1, nach H. Eggel (1901) wie 60:1, nach J. Orth (1909) wie 65,5:1, nach G. Herxheimer (1930) wie 33,3:1, nach R. Findhammer (1938) wie 10:1 und nach H. E. Walther wie 18:1, d. h. der Anteil des primären Leberkrebses am Leberkrebs überhaupt beträgt durchschnittlich 1,5—5% (G. Herxheimer).

Aber selbst die reine Sektionsstatistik birgt noch genügend Fehlerquellen in sich: Zunächst den *Fehler der kleinen Zahl* oder den *Fehler der Zufallsabweichung von der Grundwahrscheinlichkeit* (S. Koller). Da die Häufigkeit des primären Leberkrebses relativ gering ist (auf 1000 Sektionen im Durchschnitt nur 1—3 Fälle!) spielt dieser Fehler eine nicht zu vernachlässigende Rolle. Leider fehlen in der älteren Statistik derartige Berechnungen, so daß nur die größeren statistischen Zusammenfassungen (A. Mau 1901, O. Lubarsch 1921, H. Junghanns 1929, G. Herxheimer 1930), bei denen diese Fehler durch die Größe des Materials gemindert werden, in unseren Aufstellungen berücksichtigt wurden.

Wir vernachlässigten also die aus zu kleinem Material gewonnenen, untereinander stark variierenden Werte der älteren Literatur: B. Fischer-Wasels (1903) fand z. B. unter 800 Sektionen 3 Lebercarcinome, was einer Häufigkeit von 0,4% entsprechen würde, H. Nobiling (1911) unter 1371 Sektionen 6 primäre Leberkrebse, also fast 0,5%, S. Saltykow (1914) unter 2800 Sektionen ebenfalls 6 = 0,21% und Vigi, Dagnini u. Pancotto (1928) bei kleineren Sektionszahlen eine Häufigkeit von 0,033%. Wir glauben nicht, daß der Fehler, der in diesen unkorrigierten, aus kleinem Material gewonnenen Zahlen steckt, durch Errechnung des Gesamtmittelwertes aller kleinen Statistiken (C. Berman) behoben werden kann.

Die neueren statistischen Angaben über den Leberkrebs enthalten auch nur z. T. eine genaue Fehlerberechnung, so fügt z. B. J. Zeitlhofer (1951) den ,,wahrscheinlichen Fehler" seiner Prozentberechnungen in Klammern den Originalzahlen bei. Wir selbst werden, um die Übersichtlichkeit der Vergleichszahlen nicht zu stören, den Fehler der ,,zufälligen Schwankung" gesondert aufführen. Bei unseren Berechnungen beherzigen wir die Empfehlung H. Hosemanns und geben die Häufigkeitsziffern nur in so vielen Dezimalstellen an, ,,als man nach der Größe der Beobachtungsreihe verantworten kann. Der Häufigkeitswert soll nicht mehr gültige Stellen besitzen als die Beobachtungszahl".

Während jedoch der „Fehler der kleinen Zahl", wie auch der Wert der „zufälligen Schwankung" noch in Rechnung gestellt werden kann, begegnen uns gerade beim primären Lebercarcinom *Fehler, die außerhalb der Möglichkeit einer statistischen Berücksichtigung stehen.* Nicht nur die klinische Diagnostik des primären Leberkrebses bietet Schwierigkeiten, sondern auch die pathologisch-anatomische! Bei dem kleinen Material, das den meisten Statistiken des primären Leberkrebses zugrunde liegt, fallen ein oder zwei falsch diagnostizierte Lebercarcinome (entweder *unerkannte* oder zu Unrecht als *primär* angesprochene) stark ins Gewicht und können die statistischen Werte entstellen. So kann die Klärung zweier wichtiger Fragen dem Pathologen u. U. große Schwierigkeiten bereiten:

a) *Ist der vorliegende Leberkrebs ein primärer oder handelt es sich um Lebermetastasen ?*

b) *Liegt ein echter primärer Leberkrebs oder ein die Leber infiltrierendes Carcinom der Gallenblase, des Ductus cysticus, hepaticus oder choledochus vor ?*

Zu a) zitieren wir G. HERXHEIMER (siehe aber auch RUDOLF VIRCHOW 1864/65, R. RAUPP 1901 und H. E. WALTHER):

„Die Metastasen in der Leber können außerordentlich groß sein, während das Ursprungsgewächs oft nur ganz klein ist. Das Mißverhältnis kann ein derartiges sein, daß zunächst der Krebs der Leber auffällt und dann erst nach längerem Suchen die Erstgeschwulst entdeckt wird. Auch sehr kleine Krebse der Gallenblase oder der Gallengänge können eine ungeheure Ausdehnung in der Leber nehmen, so daß es schwer halten kann, jene als den Ausgangsort nachzuweisen. Auch wenn irgend ein kleiner peripherer Krebs das Ursprungsgewächs darstellt, kann es schwer sein, es aufzufinden."

Dies zeigt zunächst einmal wieder die Wichtigkeit der Vollständigkeit der Leichensektion (C. FROBOESE 1941)! Aber selbst wenn wir bei völliger carcinomatöser Durchsetzung der im ganzen vielleicht enorm vergrößerten Leber (HERXHEIMER erwähnt einen Fall von POWELL mit einer 36 Pfund schweren Leber und H. E. WALTHER einen Fall von H. A. CHRISTIAN mit einer Leber von 30 Pfund) ein weiteres, nun aber sehr kleines Carcinom z. B. im Magen-Darmtrakt finden, so wird uns die Entscheidung, welches von beiden das Primärcarcinom ist, oder ob es sich hier etwa um ein Doppelcarcinom handelt, nicht immer leicht fallen, oft wird diese Entscheidung sogar unmöglich sein! Auch die histologische Untersuchung kann uns im Stich lassen. Diese Fälle sind keineswegs selten! 2 Beispiele mögen zur Veranschaulichung dienen:

E. H., 63j. ♀, wegen seit ca. 3 Wochen vor dem Tode bestehender Oberbauchbeschwerden, Appetitlosigkeit und Verfall Einweisung ins Krankenhaus (Aufn.-Nr. 147/35). *Klinisch* wurde ein im re. Oberbauch lokalisierter Tumor festgestellt (Gallenblasen- oder Lebercarcinom ?). *Sektionsbefund* (S. N. 858/35, Prof. Dr. C. FROBOESE): Hochgradige knotige *Krebsdurchwachsung* des ungewöhnlich stark vergrößerten *re. Leberlappens*, welcher fast völlig in konfluierte nekrotische Krebsmassen umgewandelt ist *(primäres Lebercarcinom?)*. Zahlreiche kleine, mittelgroße und große *Streuungsmetastasen der Leber*. Ausgedehnte perihepatitische Verwachsungen (Gewicht der Leber: 5030 g!). Mehrere bis kirschgroße Metastasen der Lenden wirbelkörper. Zweimarkstückgroßes, nicht ulceriertes und kaum infiltrierendes *Carcinoma recti* an der Grenze zum Sigmoid (Metastase oder zweites Primärcarcinom?). Keine weiteren Organ- und Lymphknotenmetastasen. Ferner einige unwesentliche Nebenbefunde. Die *Diagnose* lautete zunächst: *Primäres Lebercarcinom*. *Histologische Untersuchung:* In *Leber* und *Rectum* ein absolut gleichartiges, nekrotisierendes *Adenocarcinom* und zwar durchaus vom Typ des im Rectum häufig beobachteten Carcinoms.

Nach dem histologischen Bild kam das kleine *Rectumgewächs* durchaus als *Primärcarcinom* in Frage, und das *Lebercarcinom* mußte jetzt als höchstwahrscheinlich *metastatisch* betrachtet werden.

A. Sch., 69j. ♂, seit 6 Wochen vor dem Tode Beschwerden im re. Oberbauch. *Klinisch* (Aufn.-Nr. 7643/36) fand sich ein großer, nicht näher zu lokalisierender Tumor der Magengegend (Magencarcinom mit Lebermetastasen?). *Sektionsbefund* (S.-N. 152/37, Prof. Dr. C. F. Froboese): Hochgradige Durchsetzung der *ganzen Leber* (Gewicht der Leber: 2920 g) mit nekrotischen und hämorrhagisch erweichten *Krebs*geschwülsten. Geschwulstthrombose der Vena portae und ihrer Wurzeln sowie der großen Äste der Vena hepatica. Enorme Metastasierung in die periportalen Lymphknoten. Kleine Metastasen im Großen Netz. Vereinzelte kleine Metastasen der re. Niere. Blutig seröser Ascites (1500 cm³). Thrombosen der tiefen Femoralvenen des re. Beines. Frische Embolien großer Äste beider Pulmonalarterien. Linsengroßes, in Vernarbung begriffenes *Magengeschwür* der Pylorusgegend. Ferner einige unwesentliche Nebenbefunde. *Diagnose:* Primäres *Lebercarcinom*. *Histologische Untersuchung:* In *Leber* und *Lymphknoten* gleichartiges Bild eines medullären Carcinoms mit hyperchromatischen und mehrfachen Kernen sowie Schleimtropfenbildung im Plasma. In dem kleinen, in Vernarbung begriffenen *Ulcus* zeigt sich ein im Ulcusgrund und in der Peripherie fortwucherndes, Lymphspalten, Muskulatur und umliegende Schleimhaut durchsetzendes, zellreiches, anaplastisches, schleimbildendes *Carcinom*, das dem in Leber und Lymphknoten völlig gleicht. Die Frage nach dem Primärkrebs (Leber- oder Ulcuscarcinom) war auch in diesem Falle nicht zu entscheiden!

Weitere Schwierigkeiten bei der Differentialdiagnose zwischen primärem und metastatischem Lebercarcinom bieten sich für den Pathologen, wenn sehr zahlreiche Metastasen in vielen Organen, namentlich in den Lungen, die beim Lebercarcinom besonders häufig befallen werden (V. Mirolubow 1912, H. E. Walther), vorliegen. Hier ist eine Verwechslung mit dem Lungencarcinom durchaus möglich, zumal auch histologische Ähnlichkeiten beider Carcinome bestehen können (s. u.). (Auf die gleichen Schwierigkeiten bei der Diagnostik des *Lungen*krebses hat in jüngster Zeit H. Stobbe 1952 hingewiesen.) F. Stahr (1896) veröffentlichte z. B. folgenden Fall von Leberkrebs:

35j. ♀, Beschwerden von seiten der Atmungsorgane, Husten. Die Sektion zeigt eine carcinomatös durchsetzte Leber, sehr zahlreiche bis gänseeigroße, z. T. konfluierende Metastasen der Lungen, Metastasen der Lungenhilus-Lymphknoten, des Herzens, der Milz, der Körpermuskulatur und des Kleinhirns. Histologisch: Tubuli bildendes Zylinderzell-Carcinom.

Wir haben hier starke Zweifel an der Richtigkeit der von STAHR gestellten Diagnose. Wenngleich Hirnmetastasen auch beim Leberkrebs vorkommen (H. E. WALTHER), sprechen sie in einem solchen Zweifelsfalle doch wohl eher für das Vorliegen eines Lungencarcinoms (F. BÜCHNER 1950, C. FROBOESE 1952). Ein weiteres unsicheres Lebercarcinom beschreibt R. RAUPP (1901):

38j. ♀, Leber von zahlreichen bis kirschgroßen Carcinomknoten durchsetzt, großknotige Metastasen der Lunge, Metastasen der Schilddrüse, zahlreicher Lymphknoten und des Gehirns.

Ganz ähnlich auch die Beobachtungen 7 und 14 der von M. GOLDZIEHER u. Z. v. BOKAY (1911) veröffentlichten Leberkrebse. Wir selbst verfügen ebenfalls über einen derartigen Fall (S.-N. 370/48, 49j. ♂), der gleichgroße Carcinomknoten in Leber und Lungen bot, und dessen Primärtumor auch durch die histologische Untersuchung, die ein anaplastisches kleinzelliges Zylinderzellcarcinom ergab, nicht einwandfrei ermittelt werden konnte.

Zu b) (Leberkrebs oder Krebs des extrahepatischen Gallengangsystems) können wir uns kurz fassen. Die Schwierigkeiten einer genauen Differentialdiagnose bei breitem Einwachsen eines Organkrebses in ein Nachbarorgan sind hinlänglich bekannt, denken wir an das Carcinom der Papilla Vateri oder des Pankreaskopfes! Ein Carcinom des Ductus hepaticus oder Ductus cysticus muß schon recht klein geblieben sein, um als solches noch mit Sicherheit diagnostiziert zu werden. Dies ist wohl mit ein Grund für die Seltenheit der Hepaticus- und Cysticuscarcinome (N. L. WYLEGSCHANIN 1927, E. A. V. VEER u. H. L. NELMS 1928, ST LEITER 1934). H. E. WALTHER findet unter 118 Krebsen des extrahepatischen Gallensystems nur 8 Hepaticuskrebse, wir selbst unter 341 Gallensystemcarcinomen 36. D. A. T. FARRAR (1951) hält die Diagnose des Cysticuscarcinoms für so schwierig, daß er glaubt, nur 4 Fälle der Literatur als wirklich gesichert ansehen zu dürfen. *Histologisch* sind die Gallengangs- und auch Gallenblasencarcinome vom sog. „cholangiocellulären" Leberkrebs meist *nicht* zu unterscheiden. Wir denken bei gleichzeitigem carcinomatösem Befall von Leber und Gallenblase, besonders bei Bestehen einer breiten kontinuierlichen carcinomatösen Verbindung zwischen beiden Organen (bei 73% unserer Gallenblasenkrebse!) zuerst an das Vorliegen des weitaus häufigeren Krebses der Gallenblase. Daß hierbei zuweilen Irrtümer unterlaufen, zeigt unsere folgende Beobachtung:

J. N., 65j. ♀, seit 4 Monaten vor dem Tode Übelkeit, Brechreiz, langsam beginnender Ikterus mit acholischen Stühlen und kaffeebraunem Urin. Die *klinische* Untersuchung im Städt. Krankenhaus Hohengatow (Aufn.-Nr. 3242/53) ergab den Verdacht auf das Vorliegen eines Carcinoms der Gallenblase, der Gallengänge oder des Pankreas. *Sektionsbefund* (Hoga S. 28/54, Obduzent Dr. HESSE): Über walnußgroßes, leicht nekrotisches, breit kontinuierlich in die Leber einwachsendes *Carcinom* des *Gallenblasenhalses* mit teilweiser diffuser Durchsetzung der Wand des Fundus vesicae. Cholelithiasis. Zahlreiche bis apfelsinengroße *Metastasen* der *Leber*, besonders im Hilusbereich mit völliger carcinomatöser Durchwachsung der Ductus hepatici. Bis erbsgroße Metastasen der periportalen Lymphknoten sowie der li. Nebenniere. Zehnpfennigstückgroße nekrotische Metastase des Os occipitale. Hochgradiger allgemeiner Ikterus. Ferner einige weitere, in diesem Zusammenhang unwichtigere Befunde. *Diagnose: Gallenblasencarcinom.* Differentialdiagnostisch wäre noch an ein Carcinom des Ductus hepaticus zu denken gewesen. Die *histologische* Untersuchung zeigte zu unserer Überraschung ein eindeutiges (hepatocelluläres) *Lebercarcinom.*

Zum Abschluß dieser Betrachtung sei noch darauf hingewiesen, daß in selteneren Fällen das primäre Lebercarcinom auch einmal mit anderen Primärtumoren der Leber verwechselt werden kann. So mögen verschiedene, in der Literatur als Sarkome, Hypernephrome und Hämangioendotheliome veröffentlichte primäre Lebertumoren in Wahrheit Lebercarcinome gewesen sein, worauf bei der Besprechung der Histologie des Leberkrebses noch zurückzukommen sein wird (siehe hierüber auch G. Herxheimer 1930).

Mögen die aufgezeigten Fehlerquellen mehr oder weniger auch jeder Sektionsstatistik anhaften, so müssen wir sie gerade bei der statischen Bearbeitung des primären Leberkrebses wegen des sehr kleinen Zahlenmaterials besonders genau beachten. Kleine Zahlen — große Fehler. Das wollen wir bedenken und die folgenden statistischen Zusammenstellungen mit entsprechender Zurückhaltung beurteilen.

3. Statistische Daten der Literatur.

Aus der *älteren* Literatur bis 1930 (siehe G. Herxheimer) ergibt sich eine *absolute*[1] *Häufigkeit* des primären Leberkrebses in Europa und Amerika von 0,12% aller Sektionen und eine *relative*, d. h. ein Verhältnis des Leberkrebses zu den übrigen Organkrebsen, von 1,2%.

Diese Zahlen stützen sich im wesentlichen auf die Erhebungen des Deutschen Komitees für Krebsforschung 1921/22 (siehe O. Lubarsch, G. Herxheimer) und auf die große Sammelstatistik von H. Junghanns (1929) (siehe Tabelle 1—3).

Die oben erwähnten kleineren statistischen Erhebungen sind wegen des besonders schwer ins Gewicht fallenden Fehlers der kleinen Zahl nicht berücksichtigt.

Errechnen wir aus der Gesamtzahl der in Tabelle 1 aufgeführten Beobachtungen die durchschnittliche Häufigkeit des Lebercarcinoms, also den „ungewogenen"

---

[1] Wir folgen hier mit der Bezeichnung „absolut" und „relativ" einem in der Carcinomliteratur üblich gewordenen Fehler, indem wir unter der *„absoluten"* Häufigkeit das Vorkommen des Leberkrebses im Verhältnis zu der Gesamtzahl der Sektionen verstehen, unter der *„relativen"* das Verhältnis der primären Lebercarcinome zu den Krebsen überhaupt. Korrekt bezeichnet die absolute Häufigkeit eines Organkrebses aber seine Häufigkeit im Verhältnis zu der Bevölkerungszahl (Prinzing).

Mittelwert — ein Verfahren, das C. Berman in seiner Statistik gewählt hat —, so finden wir 0,14%. Der Wert entspricht genau dem von C. Berman für Europa angegebenen! Der „gewogene" Mittelwert dagegen beträgt etwa 0,1346%, der einfache mittlere Fehler etwa 0,007%, d. h. der dreifache mittlere Fehler (S. Koller) 0,021%. Um nachzuprüfen, ob die von diesem Wert abweichenden Befunde noch im Bereich der zufälligen Schwankung liegen, wählen wir die vom Mittelwert am stärksten abweichende Größe von M. Goldzieher u. Z. v. Bokay (Tabelle 1, Nr. 2).

Tabelle 1. *Zur Häufigkeit des primären Leberkrebses.*
Ältere europäische Literatur.

Autor	Obduktionen	Leberkrebse	%
1. A. Mau (1902)	8587	4	0,05
2. M. Goldzieher u. Z. v. Bokay (Ungarn 1911)	6000	18	0,30
3. Dtsch. Komitee f. Krebsforschung (1921/22)	97819	117	0,12
4. Briese (1922)	12971	9	0,07
5. H. Junghanns (1929)	35000	39	0,11
6. G. Herxheimer (1930)	7370	6	0,08
7. J. Zeitlhofer (1951) 1900—1912	23254	31	0,13
1920—1935	33189	60	0,18
8. P. G. Cantele (Venedig 1931)	19008	44	0,23
9. E. Mannsfeldt (1931)	5627	7	0,12

Wir finden ± 0,21% als größte zulässige Zufallsschwankung, d. h. der Wert 0,3% liegt im Bereich der zufälligen Schwankungsbreite des Mittelwertes 0,13%, der hier als Grundwahrscheinlichkeit angesehen wird. Wir können demnach aus unserer Tabelle nicht mit Sicherheit auf ein häufigeres Vorkommen des Leberkrebses im Sektionsgut der ungarischen Prosekturen schließen. Ebenso liegt der niedrigste Wert der Tabelle 1 (Nr. 1) im Bereich der Zufallsschwankung.

Die Werte der *älteren anglo-amerikanischen* Literatur (siehe Tabelle 2) sind ganz ähnlich, um 0,12%, und befinden sich sämtlich innerhalb der

Tabelle 2. *Zur Häufigkeit des primären Leberkrebses.*
Ältere anglo-amerikanische Literatur.

Autor	Obduktionen	Leberkrebse	%
1. Acland and Dodgeon (1902)	11500	11	0,10
2. M. C. Winternitz (1912)	—	—	0,08
3. B. J. Clawson and V. S. Cabot (1923)	1500	3	0,20
4. H. S. Rowen and F. B. Mallory (1925)	6506	9	0,13
5. V. S. Counsellor and A. H. McIndoe (1926)	6000	5	0,08
6. Zusammenstellung Counsellor and McIndoe (1926)	42276	62	0,14
7. R. A. Fox and G. W. Bartels (1928)	5100	1	0,02
8. Zusammenstellung Fox and Bartels (1928)	29215	39	0,13

„zufälligen Schwankung" zu den europäischen Werten, so daß wir aus der älteren Literatur im Gegensatz zu C. Berman *keine* Häufigkeitsunterschiede zwischen Europa und Amerika für das primäre Lebercarcinom finden können.

Der errechnete Mittelwert der *relativen* Häufigkeit des primären Leberkrebses (*ältere* Literatur, Tabelle 3) liegt bei 1,2%, also gleicht völlig dem Wert der großen Sammelstatistik des Deutschen Komitees für Krebsforschung (1921/22). Die übrigen Werte befinden sich im Bereich der Zufallsschwankung.

Tabelle 3. *Zur relativen Häufigkeit des primären Leberkrebses.*
(Verhältnis des Leberkrebses zum Gesamtkrebsvorkommen.)
Ältere Literatur.

1. A. Mau (1901)	0,5%
2. L. Jasnogrodski (1907)	1,4%
3. J. Orth (1909)	0,28%
4. W. v. Miliecki (1913)	0,9%
5. Dtsch. Komitee f. Krebsforschg. (1921/22)	1,2%
6. Briese (1922)	0,7%
7. H. G. Wells (Amerika 1923)	3,0%
8. O. Lubarsch (1924)	1,5%
9. H. Schamoni (1925)	1,8%
10. W. Eichengrün u. A. Esser (1927)	0,8—1,1%
11. G. B. Gruber (1928)	1,58%
12. H. J. Junghanns (1929)	0,93%
13. G. Herxheimer (1930)	1,0%
14. A. Levitt and D. S. Levy (Amerika 1938)	0,7%

Die *neuere Literatur nach 1930*, für die bisher eine Sammelstatistik fehlt, stellt Häufigkeitszahlen für das Vorkommen des primären Leberkrebses fest, die schon bei flüchtiger Betrachtung auffallend *höher* liegen als die Werte vor 1930 (Tabelle 4 und 5). Wir finden für *Europa* eine *mittlere Häufigkeit* von *0,22%* bis *0,23%* bei einem 3 fachen mittleren Fehler von ± 0,030%.[1]

Die Angaben von R. Findhammer (1938) (Tabelle 4, Nr. 1) sind bei der Berechnung der mittleren Häufigkeit *un*berücksichtigt geblieben, da hier offenbar ein Irrtum vorliegt. Findhammer schreibt, daß seine Werte mit den Angaben von Lubarsch und Junghanns gut übereinstimmen, diese finden jedoch ähnlich hohe Werte *nicht* für die absolute, sondern für die relative Häufigkeit des Leberkrebses. Ebenso konnten die Werte von R. P. Mederer (1941) nicht verwertet werden, da Mederer primäre und metastatische Lebercarcinome anscheinend nicht getrennt aufführt.

Für die *anglo-amerikanischen* Länder erhalten wir eine noch etwas höhere *mittlere Häufigkeit* von *0,33%* (Tabelle 5).

---

[1] H. Linke (Ärztl. Wschr. **1955**, 433) gibt aus europäischen und amerikanischen Sammelstatistiken die Häufigkeit des primären Leberkrebses mit 0,21% an.

Die Angaben von Nr. 14 und 16 der Tabelle 5 sind bei der Berechnung der mittleren Häufigkeit vernachlässigt worden, da sie von einem besonders ausgewählten Material, aus sog. „Veterans-Hospitals" mit bis zu 51% Carcinomkranken und einer ausschließlich männlichen Belegschaft, stammen.

Tabelle 4. *Zur Häufigkeit des primären Leberkrebses.*
Neuere europäische Literatur.

Autor	Obduktionen	Leberkrebse	%
1. R. Findhammer (1938)	1205	15	1,24
2. C. Coers et P. Drochmans (Belgien 1947) .	3664	22	0,62
3. H. E. Walther (Schweiz 1948)	20660	54	0,26
4. J. Greinacher (1949)	9419	28	0,29
5. J. Zeitlhofer (Österreich 1951)	34964	75	0,21
6. U. Hänsel (1951)	25441	69	0,27
7. E. Stangl u. H. Villinger-Kwerch (Österreich 1952)	91407	166	0,18
8. W. Fischer (1952).	4560	11	0,22
9. W. Werner (1953)	22619	86	0,37

Tabelle 5. *Zur Häufigkeit des primären Leberkrebses.*
Neuere anglo-amerikanische Literatur.

Autor	Obduktionen	Leberkrebse	%
1. E. G. Gustafson (1937)	24400	62	0,25
2. I. M. Greene (1939)	—	—	0,25—0,51
3. J. Loesch (1939)	3000	14	0,46
4. H. Charache (1939)	159762	795	0,50
5. A. C. Welb (1945)	1817	12	0,06
6. W. A. D. Anderson (1947)	—	—	0,2 (—0,7)
7. R. M. Hoyne and J. W. Kernohan (1947)	16303	31	0,19
8. Zusammenstellung Hoyne and Kernohan (1947)	159140	339	0,21
9. A. Brunschwig (1948)	—	—	0,20
10. M. D. L. Rosenberg and A. Ochsner (1948)	—	—	0,26
11. S. S. Lichtman (1949)	—	—	0,20
12. R. A. Allen and J. R. Lisa (1949) . .	8175	35	0,46
13. R. F. Carter and W. A. Smiley (1949)	—	—	0,50
14. G. F. Strong, H. H. Pitts and J. G. McPhee (1949)	—	—	0,28
15. K. E. Lemmer (1950).	5228	18	0,30
16. W. L. McNamara, L. A. Baker and W. H. Benner (1950)	5400	33	0,62
17. A. Behrend and S. Harberg (1952) . .	—	—	0,20
18. H. J. Schupbach and R. B. Chappell (1952)	797	14	1,76
19. F. W. Blatchford (1952)	3509	16	0,45
20. A. H. Edmondson and P. E. Steiner (1954)	48900	100	0,20

Da die größte zulässige Zufallsschwankung zwischen den Werten vor
1930 (0,13%) und denen nach 1930 (0,22% bzw. 0,33%) nicht über
0,03% bis 0,039% liegen darf, *scheint* eine Zunahme des primären Leberkrebses nach 1930 statistisch gesichert. Jedoch muß zunächst geprüft
werden, ob diese Zahlen nicht eine „Scheinzunahme" darstellen, d. h.
ob sie durch die bekannte und statistisch als „Scheinzunahme" gesicherte
allgemeine Häufung des Krebses (siehe oben, ferner H. E. WALTHER 1948,

Tabelle 6. *Zur relativen Häufigkeit des primären Leberkrebses.*
(Verhältnis des Leberkrebses zum Gesamtkrebsvorkommen.)
Neuere Literatur.

Europäische Literatur:	
1. C. COERS et P. DROCHMANS (1947)	3,13%
2. H. E. WALTHER (1948)	1,6%
3. J. ZEITLHOFER (1951)	0,96%
4. W. FISCHER (1952)	0,9%
5. L. WAGNER u. J. v. KARGER (1953)	0,9%
6. W. WERNER (1953)	2,0%
Anglo-amerikanische Literatur:	
1. D. L. WILBUR (1944)	3,0%
2. M. C. WHEELOCK (1948)	3,4%
3. A. BRUNSCHWIG (1948)	2,0%
4. C. BERMAN (1951)	2,5%

H. OESER 1949) bedingt sind. In diesem Falle müßte die relative Häufig-
keit des primären Leberkrebses annähernd gleich geblieben sein. Und das
ist in der Tat, wenigstens für die *europäischen* Werte, der Fall (Tabelle 6).
Der errechnete *Mittelwert* für die *relative* Häufigkeit des Leberkrebses in
Europa nach 1930 liegt bei *1,2%,* also *gleich* hoch wie der Wert *vor* 1930!
Es ist jedoch zu bedenken, daß die große Statistik der „Österreichischen
Gesellschaft zur Erforschung und Bekämpfung der Krebskrankheit"
(J. ZEITLHOFER) durch ihr großes Material (35783 Carcinome!) bei dieser
Berechnung den Ausschlag gegeben hat, obwohl die kleineren Einzel-
beobachtungen (4 von 7) eine deutliche Steigerung der relativen Häufigkeit des Leberkrebses erkennen lassen. Wir sind aber nach unseren Ergebnissen *nicht berechtigt,* von *einer Zunahme des Leberkrebses in Europa
nach 1930 zu sprechen,* wenngleich es auch manchem Beobachter so scheinen mag, siehe J. ZEITLHOFER: „Es ergibt sich somit eine ganz geringe
perzentuelle Zunahme der Leberkrebse in den einzelnen Zeiträumen, die
jedoch nicht mathematisch signifikant ist."
Anders liegen die Verhältnisse in den *anglo-amerikanischen* Ländern.
Hier finden wir eine *relative* Häufigkeit von *2,5%,* also einen Wert, der
1,3% höher liegt als der Wert vor 1930! Da die größte zulässige Zufallsschwankung nur ± 0,4% beträgt, ist damit *die Zunahme des primären*

Leberkrebses in den anglo-amerikanischen Ländern nach 1930 statistisch gesichert.

Eine Einschränkung müssen wir jedoch machen: Es kommt in der amerikanischen Literatur nicht immer klar zum Ausdruck, ob bei dem statistisch verwerteten Material nicht Angehörige anderer Rassen (z. B. Neger) mitgezählt sind, die bekanntlich in weit häufigerem Maße als Weiße am Leberkrebs erkranken. Hierüber hat C. BERMAN in seiner Monographie ausführlich berichtet (siehe auch H. A. EDMONDSON und P. E. STEINER). Er fand bei den Bantunegern eine absolute Häufigkeit des primären Leberkrebses von 1,1% und eine relative von 50,9%, bei anderen Eingeborenenstämmen Afrikas etwas kleinere, doch den weißen Rassen gegenüber ebenfalls ganz ungewöhnlich hohe Prozentsätze, wie auch W. L. McNAMARA, W. H. BENNER u. L. A. BAKER (1950). F. C. ROULET (1951) berichtet gleiches von den Eingeborenen Französisch-Westafrikas, 39% aller Krebsfälle beim Mann und 10% bei der Frau sind hier Leberkrebse. M. PAYET, R. CAMAIN, P. PENE u. J. GUÉRIN (1953) legen besonderen Wert auf die Feststellung, daß von den Afrikanern in *Dakar* lediglich die Landbevölkerung häufiger an Lebercirrhose und Leberkrebs erkrankt. Auch in Japan ist der Leberkrebs häufiger als in Europa, M. YAMANE (1919) zählt unter 2503 Sektionen 57 Leberkrebse! Ebenfalls häufig findet sich das Lebercarcinom in China, auf den Philippinen (1,3% absolute Häufigkeit, L. W. SMITH 1926) und auf den Malaiischen Inseln. Für letztere stellt C. BERMAN eine Häufigkeit desselben von 1,31% aller Sektionen fest sowie eine relative Häufigkeit von 41,6% (siehe auch C. BONNE 1935, 1937). In Indien sind rund 28% aller Carcinome Leberkrebse, P. V. GHARPURE (1927, 1948) fand unter 6000 Sektionen von 1877 bis 1926 9, und unter 4000 Sektionen der Jahre 1926 bis 1946 8 Leberkrebse, was einer absoluten Häufigkeit von 0,2% entspricht. J. C. TULL (1932) fand unter 17664 Obduktionen in Singapur 134 (= 0,7%) Lebercarcinome.

Wir ersehen aus diesem kurzen geomedizinischen Überblick, daß eine verhältnismäßig geringe Untermischung des statistischen Materials mit Angehörigen afrikanischer oder asiatischer Rassen, was bei den amerikanischen Untersuchungen wohl leicht möglich ist, zu groben statistischen Trugschlüssen Veranlassung geben kann, so daß wir die statistisch gesicherte Zunahme des primären Leberkrebses in Amerika nach 1930 mit Zurückhaltung aufnehmen müssen.

4. Eigene statistische Daten.

Von den von uns beobachteten 49 primären Lebercarcinomen entfallen 44 auf das Städtische Krankenhaus Berlin-Spandau, 5 auf unsere Außenstelle Hohengatow. Diese 5 wurden in der statistischen Bearbeitung fortgelassen, da im Krankenhaus

Hohengatow nur besondere, von der Klinik ausdrücklich gewünschte Obduktionen durchgeführt werden.

Von 1930 bis 1935 wurden im Pathologischen Institut Berlin-Spandau 16 332 Sektionen durchgeführt, davon 1915 Krebssektionen mit 44 primären Leberkrebsen (Tabelle 7).

In der gleichen Zeit wurden am Pathologischen Institut des Städtischen Krankenhauses Berlin-Westend (jetzt Pathologisches Institut der

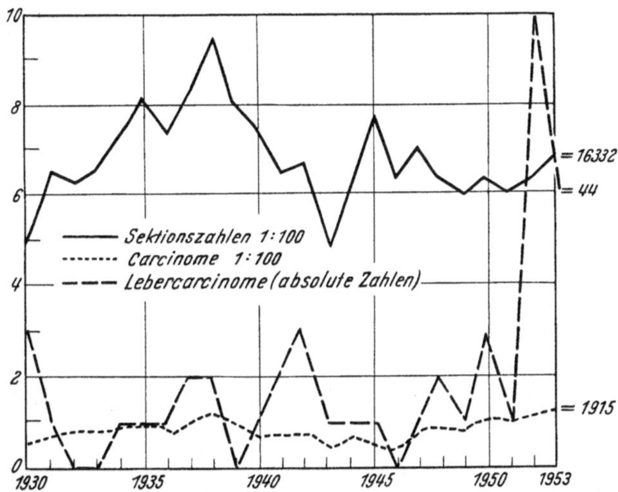

Kurve 1. Vorkommen des primären Leberkrebses (absolute Zahlen) im Sektionsgut des Pathologischen Institutes Berlin-Spandau in den Jahren 1930—1953. Zahl der Sektionen und der insgesamt beobachteten Carcinome im Verhältnis 1:100 dargestellt.

Freien Universität Berlin) 19 413 Sektionen ausgeführt, 3328 Krebse, davon 36 primäre Leberkrebse festgestellt. (Hierbei sind die Jahrgänge 1940—1945 unberücksichtigt geblieben, da in dieser Zeit das Krankenhaus Westend Wehrmachtslazarett war.) (Tabelle 7.)

Tabelle 7. *Zur Häufigkeit des primären Leberkrebses.*
Erhebungen an 2 Berliner Prosekturen (1930—1953).

Institut	Obduktionen	Gesamtkrebse	%	Leberkrebse	% abs.	% relat.
Spandau	16332	1915	11,7	44	0,26	2,3
Westend	19413	3328	17,1	36	0,18	1,1
Gesamt:	35745	5243	14,6	80	0,22	1,53

Unsere Ergebnisse stimmen im großen Ganzen mit denen der Weltliteratur überein, sie lassen ebenfalls die geringe, mathematisch-statistisch nicht signifikante „Zunahme" des Leberkrebses nach 1930 erkennen, wobei zu beachten ist, daß die relative Häufigkeit der Lebercarcinome am Pathologischen Institut Westend den mittleren Werten vor und nach 1930 (s. o.) völlig gleicht. In dem Überwiegen der Krebshäufigkeit an dem weitaus größeren Krankenhaus Westend dürfte die bereits von FR. PRINZING (1924) und K. H. BAUER betonte Tatsache zum Ausdruck kommen, daß die größeren Krankenhäuser besondere Anziehungsstätten

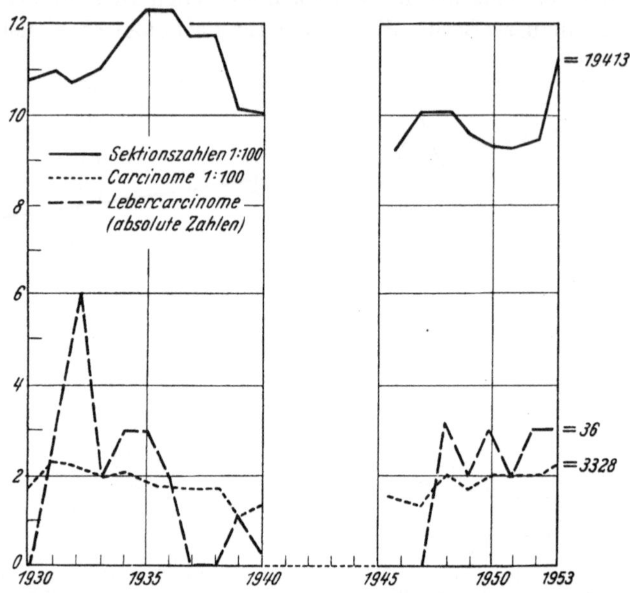

Kurve 2. Vorkommen des primären Leberkrebses (absolute Zahlen) im Sektionsgut des Pathologischen Institutes der Freien Universität Berlin-Westend in den Jahren 1930—1953. Die Jahre 1940—1945 wurden nicht berücksichtigt, da während dieser Zeit das Krankenhaus Wehrmachtslazarett war. Zahl der Sektionen und der insgesamt beobachteten Carcinome im Verhältnis 1:100.

für Krebskranke darstellen. Die am Institut Westend gefundene prozentuale Häufigkeit des Krebses (17,1%) deckt sich mit den Zahlen der übrigen Literatur: W. FISCHER (1939) ca. 17%, K. H. BAUER (1949) ca. 17,7%, H. E. WALTHER (1948) 17,9% und W. WERNER (1953) ca. 19%.

Die Verteilung der primären Lebercarcinome auf die einzelnen Jahre von 1930 bis 1953 geht aus den Kurven 1 und 2 hervor. Die Kurve des *Spandauer* Instituts zeigt nach einem unauffälligen gleichmäßigen Verlauf bis 1950 ein plötzliches Ansteigen der Leberkrebse in den Jahren 1952 und 1953 bei fast gleichbleibenden Sektions- und Carcinomzahlen. In der gleichen Zeit verläuft die Kurve des Instituts *Westend* gleichförmig am oberen Rand des Durchschnittes.

Um eine eventuelle Zunahme des primären Leberkrebses nach dem 2. Weltkrieg feststellen zu können, unterteilen wir den untersuchten Zeitraum (1930—1953) in 2 Abschnitte, von 1930 bis 1947 und von 1948 bis 1953 (Tabelle 8).

Während unsere Zahlen für die Jahre *vor* 1947 denen der älteren und neueren Literatur gut entsprechen, zeigen die Werte *nach* 1947 für die Prosektur *Spandau* einen außerhalb jeder zulässigen Zufallsschwankung liegenden Anstieg (0,6% absolute Häufigkeit), die Werte für das Pathologische Institut *Westend* verbleiben innerhalb der zulässigen Zufallsschwankung zu den übrigen europäischen Werten (0,26% absolute Häufigkeit).

Tabelle 8. *Zur Häufigkeit des primären Leberkrebses.*
Erhebungen an 2 Berliner Prosekturen

Institut	Obduk-tionen	Gesamt-krebse	%	Leber-krebse	% abs.	% relat.
			I. 1930—1947.			
Spandau	12553	1334	11,0	21	0,16	1,50
Westend	13409	2104	16,0	20	0,14	0,99
Gesamt:	25962	3438	13,5	41	0,15	1,20
			II. 1948—1953.			
Spandau	3779	581	15,3	23	0,6	3,9
Westend	6004	1224	20,3	16	0,26	1,3
Gesamt:	9783	1805	18,4	39	0,39	2,1

Prüfen wir, ob die in unserem Spandauer Material zum Ausdruck kommende Zunahme der Leberkrebse einer fehlerhaften Diagnostik zuzuschreiben ist (zu häufiges Diagnostizieren von Lebercarcinom auf Kosten der Gallenblasen- und Ductus hepaticus-Krebse), so zeigt uns Tabelle 9, daß die von uns beobachteten Krebse des extrahepatischen Gallensystems in allen Zeitabschnitten annähernd gleich häufig sind, die Carcinome des Ductus hepaticus in der fraglichen Zeit sogar eher zu- als abgenommen haben. Die gefundenen Werte liegen zueinander sämtlich innerhalb der zulässigen „Zufallsschwankung" und stimmen mit denen der Literatur gut überein:

Das Deutsche Komitee für Krebsforschung 1921/22 gab die relative Häufigkeit der extrahepatischen *Gallensystem-Krebse* mit 5,9% an, E. Kaufmann mit 5—7%, L. Wagner u. J. v. Karger mit 6,5% und W. Werner mit 8%, H. Geissendörfer die relative Häufigkeit der *Gallenblasenkrebse* mit 3—6%, E. König mit 2,8% und R. Rabl mit 4,9%.

Um etwaige Fehler durch Verwechslungen zwischen primärem und metastatischem Leberkrebs zu vermeiden (s. o.), haben wir sämtliche, nicht völlig geklärte Fälle von der statistischen Bearbeitung ausgenommen. *Die Zunahme des primären Leberkrebses im Sektionsgut des Pathologischen Instituts Berlin-Spandau für die letzten Jahre seit 1952 darf somit als statistisch gesichert angesehen werden.* Dies kann selbstverständlich nicht viel besagen, vor allem im Hinblick auf die kleine Zahl unseres Materials keine allgemein gültigen Schlüsse zulassen. Unsere Beobachtung sei lediglich als Anregung zu verstehen, auch in anderen Instituten nach einer eventuellen Zunahme des Leberkrebses unter strenger Beachtung der von uns aufgeführten Fehlerquellen zu fahnden[1]. Aus der Literatur sind bisher nur die Arbeiten von J. ZEITLHOFER (1951)

Tabelle 9. *Zur Häufigkeit der Krebse des extrahepatischen Gallensystems.*
Erhebungen an 2 Berliner Prosekturen.

Jahrgang	Obduk-tionen	Carcinome			
		Gesamt	Gallensystem	Gallenblase	Ausführungs-gänge
Spandau					
1930—1947	12553	1334	93 (0,73%)* (6,90%)**	61 (0,48%) (4,50%)	32 (0,25%) (2,40%)
1948—1953	3779	518	30 (0,79%) (5,80%)	15 (0,40%) (2,90%)	15 (0,40%) (2,90%)
1930—1953	16332	1915	123 (0,75%) (6,40%)	76 (0,46%) (3,90%)	47 (0,29%) (2,50%)
Westend					
1930—1947	13409	2104	138 (1,00%) (6,50%)	94 (0,70%) (4,50%)	44 (0,32%) (2,00%)
1948—1953	6004	1224	80 (1,30%) (6,50%)	58 (0,90%) (4,70%)	22 (0,36%) (1,80%)
1930—1953	19413	3328	218 (1,10%) (6,50%)	152 (0,78%) (4,50%)	66 (0,34%) (1,90%)
Gesamt:	35745	5243	341 (0,95%) (6,50%)	228 (0,63%) (4,30%)	113 (0,32%) (2,20%)

* ( ) = absolute Häufigkeit
** ( ) = relative Häufigkeit

und F. W. BLATCHFORD (1952) bekannt, die sich mit der Frage einer Zunahme der primären Lebercarcinome befassen. F. W. BLATCHFORD glaubt für die anglo-amerikanischen Länder eine *gesicherte* Zunahme des Leberkrebses annehmen zu müssen, was durchaus unseren Ergebnissen entspricht. Er bezieht diese ursächlich auf die Zunahme der Virus- und

---

[1] In diesem Zusammenhang sei auf eine Bemerkung H. KALKS hingewiesen, welcher feststellt, daß der primäre Leberkrebs als Komplikation der Lebercirrhose besonders häufig in *Berlin* zu beobachten sei. Es gilt aber zu bedenken, daß die Altersverschiebung der Bevölkerung in Berlin noch deutlicher zutage tritt als in den anderen Bundesländern. Nach den Angaben des Hauptamtes für Statistik waren 1933 in Berlin über 65 Jahre alt 6,6% der männlichen und 8,4% der weiblichen Bevölkerung, 1954 dagegen 12,6% der männlichen und 15,4% der weiblichen Bevölkerung.

Serumhepatitis. J. ZEITLHOFER konnte keine besonderen Gründe für die geringe Zunahme der Leberkrebse insgesamt sowie für die auffällige Häufung der Cirrhose-Carcinome beibringen. Auch wir kommen über Vermutungen nicht hinaus. Wir konnten — ebenso wie J. ZEITLHOFER — keine entsprechende starke Häufung der Lebercirrhosen, die die Zunahme der Leberkrebse vielleicht erklären könnte, feststellen.

Zusammenfassung.

Die *absolute Häufigkeit* des primären Lebercarcinoms vor 1930 beträgt für *Europa* und *Amerika* gleichlautend 0,13%, die *relative* 1,2%. Für *Europa* läßt sich *keine* mathematisch-statistisch gesicherte Zunahme des Leberkrebses nach 1930 feststellen, mag es auch im Material einzelner Beobachter so scheinen. Für *Amerika* dagegen findet sich eine statistisch gesicherte Zunahme des Leberkrebses auf 0,33% absolute, und 2,5% relative Häufigkeit, vorbehaltlich unserer Zweifel an der Reinheit des statistischen Materials. Im Sektionsgut des Pathologischen Instituts Berlin-*Spandau* hat sich in den letzten Jahren im *Gegensatz* zu den Beobachtungen am Pathologischen Institut Berlin-*Westend*, ebenfalls eine gesicherte *Zunahme* des Leberkrebses bemerkbar gemacht (absolute Häufigkeit 0,6%, relative 3,9%), die jedoch als Einzelbeobachtung keine allgemein gültigen Schlüsse zulassen kann[1].

B. Alter und Geschlecht.

Die *Altersverteilung* der von uns bearbeiteten 85 Lebercarcinome geht aus Tabelle 10 hervor.

67% der am Leberkrebs Verstorbenen waren demnach im Alter über 60 Jahre. S. v. HEUKELOM (1894) fand nur 27% über 60 Jahre[2]. H. EGGEL (1901) 43%, K. YAMAGIWA (1911) sogar nur 4% und G. HERXHEIMER (1930) 31%, dagegen J. ZEITLHOFER (1951), unseren Ergebnissen

---

[1] Nach Abschluß unserer statistischen Untersuchungen erschien eine Veröffentlichung von P. G. MEYER (Z. Krebsforsch. **60**, 115 1954) über das primäre Lebercarcinom in Basel während der Jahre 1937—1952. MEYER findet unter 20295 Sektionen 89 primäre Leberkrebse, d. h. eine absolute Häufigkeit von 0,43% und eine relative von 2,22%. Bemerkenswert ist die Tatsache, daß auch im Baseler Sektionsmaterial seit 1945 eine, wenn auch geringe Zunahme der Leberkrebse beobachtet wird.

[2] Diese auffallenden kleinen Werte der älteren Literatur sind keineswegs verwunderlich, sie erklären sich durch die Verschiebung des Altersaufbaues der Bevölkerung, d. h. durch die Tatsache, daß um die Jahrhundertwende bedeutend weniger alte Leute als heute gelebt haben, die Vielzahl der Menschen also das „Krebsalter" gar nicht erreicht hat (s. hierüber K. FREUDENBERG).

entsprechend über 50% und E. W. Hauch u. J. Lichstein 56%.
R. A. Willis (1941) gibt das Durchschnittsalter mit 64,3 Jahren an.
K. E. Lemmer (1950) mit 61 Jahren, S. Warren u. W. L. Drake
(1951) mit 65,3, L. Wagner u. J. v. Karger (1953) mit 67,5 (δ =
65,4, $\female$ = 73,3). Im allgemeinen wird jedoch das 6. Lebensjahrzehnt
als das zumeist befallene angegeben (C. Berman, A. Brunswig, H. A.
Edmondson und P. E. Steiner). Unterhalb des 40. Lebensjahres
ist das primäre Lebercarcinom selten, worin es sich also *nicht* von
anderen Carcinomen unterscheidet (H. Junghanns 1929, W. Werner

Tabelle 10. *Altersverteilung der von uns
beobachteten primären Leberkrebse.*

Lebensalter	Leberkrebse	%
0 bis 10	1	1,2
11 „ 20	—	—
21 „ 30	—	—
31 „ 40	3	3,5
41 „ 50	2	2,3
51 „ 60	22	25,9
61 „ 70	38	44,7
71 „ 80	14	16,4
über 80	5	6,0

1953). Lediglich bei den afrikanischen und asiatischen Rassen werden die jüngeren Jahrgänge bevorzugt befallen (C. Bergeret u. F. C. Roulet 1947). C. Berman stellte bei 81% der leberkranken Bantuneger ein Alter von 20 bis 40 Jahren fest.

Bei der weißen Bevölkerung kommen nur vereinzelte Fälle von Lebercarcinomen bei jüngeren Menschen vor, so beschrieb P. Kotljartschuk (1930) einen primären Leberkrebs bei einem 29jährigen Mann und R. Jaffé (1936)
einen solchen bei einem 26jährigen. Häufiger finden sich aber die
Leberkrebse — und das zum Unterschied von anderen Organkrebsen
— in den ganz jungen Säuglings- und Kinderjahren bis zum 15. Lebensjahr. Dem Handbuch-Kapitel von G. Herxheimer (1930) können wir zahlreiche diesbezügliche Literaturhinweise entnehmen (siehe
auch A. Schmincke 1924). C. W. G. Mierement (1920) konnte 17 Fälle
kindlicher Lebercarcinome, darunter eine eigene Beobachtung, aus der
Literatur zusammenstellen, H. Rosenbusch (1926) 32 Fälle bis zum
Alter von 15 Jahren und G. Herxheimer (1930), nach kritischer Sichtung der Literatur, 44 Leberkrebse bei Kindern unter 10 Jahren. Weitere,
im Handbuch noch nicht aufgeführte Beobachtungen von Lebercarcinomen bei Kleinkindern wurden von W. Nissel (1928), E. G. Kilfoy
u. M. C. Terry (1929), H. Behrendt (1931, 2½ jähriges Kind mit einer
Leber von 2800 (!) g und Metastasen in Lungen und Gehirn), P. G. Cantele (1931), E. Ganelli u. T. Predaroli (1931), G. R. Pirie (1932),
K. E. Surbeck u. J. J. Th. Vos (1935), E. Gjömb (1935), E. N.
Kamieson (1935), Y. Okubo (1936), M. M. Steiner (1938), H. Wood
(1938), I. Leffers (1941), R. V. Platou und A. J. Hill (1942), W. J.
Tombinson u. E. Wolff (1942), C. Plenge (1950), J. Zeitlhofer
(1951), Fr. Stein (1952), E. Martischnig (1952, 11 Mon. altes Mädchen

mit einer bis ins kleine Becken reichenden Leber), H. M. KAZVINI (1953), A. J. TOMSYKOSKI u. R. C. STEVENS (1953) und N. H. BIGELOW u. A. W. WRIGHT (1953) beschrieben. Letztere Autoren geben eine genaue Literaturübersicht über 21 primäre Leberkrebse bei Kindern unter 16 Jahren. C. BERMAN gibt die Zahl der bis 1951 beschriebenen Lebercarcinome beim Kind mit ca. 100 an.

Tabelle 11. *Zur Geschlechtsverteilung des primären Leberkrebses.*

Autor	% ♂
1. H. EGGEL (1901)	63,3
2. Dtsch. Komitee f. Krebsforschung (1921—22)	68,0
3. H. JUNGHANNS (1929)	71,8
4. G. HERXHEIMER (1930)	70,0
5. E. GUSTAFSON (1937)	88,0
6. R. FINDHAMMER (1938)	66,0
7. J. LOESCH (1939)	90,0
8. D. L. WILBUR (1944)	96,0
9. J. LEBON et R. EISENBETH (1950)	77,0
10. K. E. LEMMER (1950)	60,0
11. F. C. ROULET (1951)	78,0
12. C. BERMAN (1951)	80,0—90,0
13. J. ZEITLHOFER (1951)	79,0
14. Österr. Ges. Erforsch. u. Bekämpf. Krebskrankh. (1951)	60,5
15. F. W. BLATCHFORD (1952)	56,0
16. W. FISCHER (1952)	64,0
17. W. WERNER (1953)	80,0
18. L. WAGNER u. J. v. KARGER (1953)	73,0
19. H. A. EDMONDSON and P. E. STEINER (1954)	63,0
20. E. W. HAUCH and J. LICHSTEIN (1954)	81,0

Die Lebercarcinome der Säuglinge und Kleinkinder bieten für pathogenetische Forschungen einen fruchtbaren Boden. Da häufig enge Beziehungen, auch Übergänge zu den reinen Leberhamartomen nachgewiesen wurden (H. ROSENBUSCH, I. GREINACHER 1950), ließ folgender — ganz sicher unrichtiger — verallgemeinernder Analogieschluß nicht lange auf sich warten: „Wenn die Kinderkrebse embryonal angelegt sind und die Carcinome Erwachsener im Aufbau mit ihnen übereinstimmen, so müssen auch letztere auf embryonaler Anlage beruhen". (H. ROSENBUSCH.) W. M. CHRISTOPHERSON u. H. S. COLLIER (1953) beschreiben gutartige Leberzelltumoren (Hamartome und Adenome) im Kleinkindesalter mit Übergang in Carcinom. Viele der bei Kleinkindern beschriebenen Leberkrebse mögen auch echte Mischgeschwülste mit carcinomatöser Komponente sein (K. YAMAGIWA 1911, S. SALTYKOW 1914, W. NISSEL 1928, J. LEFFERS 1941). So beobachteten N. H. BIGELOW und A. W. WRIGHT (1953) ein multizentrisches hepatocelluläres Lebercarcinom eines 8 Monate alten Mädchens, in dem sich auch „osteoides" und

„ossäres" Gewebe fand. Sie sahen diesen Tumor als „teratoiden Typ" des hepatocellulären Carcinoms an. Ähnlich verfuhr schon YAMAGIWA, der diese Lebertumoren aber nicht von den Leberkrebsen, die er ebenfalls auf embryonaler Grundlage entstanden dachte, trennen wollte.

Der von FR. STEIN (1952) beschriebene Fall von kindlichem Leberkrebs bei einem 2jährigen Mädchen zeigt das außerordentlich seltene und interessante Vorkommen von fetaler Blutbildung im Carcinom und seinen Metastasen in Hirnhaut und Knochen. Es handelte sich hierbei um eine weit ausgereifte hamartomartige Geschwulst, die lediglich auf Grund ihrer Metastasen als bösartig angesprochen werden mußte. Blutbildung in *ausgereiften* Leberadenomen bei Kleinkindern wurden bereits des öfteren beobachtet, so von A. SSOLOWJEW (1952) in 2 Fällen. H. S. FRENKEL (1929) berichtete über Blutbildung in Leberadenomen und in weit ausgereiften Lebercarcinomen beim Tier. Er sieht in der Hämopoese ein starkes Argument

Tabelle 12. *Zur Geschlechtsverteilung des primären Leberkrebses.*
Eigene Daten.

Institut	♂	♀
Spandau .	26 (53%)	23 (47%)
Westend .	22 (61%)	14 (39%)
Gesamt:	48 (57%)	37 (43%)

Die Zahlen dieser Tabelle wurden *nicht* korrigiert, da das Verhältnis der sezierten männlichen zu den sezierten weiblichen Leichen wie 100:98, also annähernd 1:1 ist.

für den embryonalen Ursprung derartiger Lebertumoren. Blutbildung in einem Adenocarcinom der Leber eines 5½ Monate alten Mädchens fanden auch E. GANELLI u. T. PREDAROLI. Die Blutbildung in den rein carcinomatösen Lebergeschwülsten oder in deren Metastasen spricht gegen die These H. S. FRENKELS, daß Blut nur in gutartigen Tumoren gebildet werden kann.

„Wenn gewissermaßen ein biologischer Gleichgewichtszustand zwischen Epithel und Stroma besteht. Nur dann können sich die blutbildenden Fähigkeiten des Stromas auswirken. Die Blutbildung ist so auch keine neoplastische Bildung in genesis, sondern sie muß als Äußerung einer Symbiose zwischen Epithel und Stroma angesehen werden. Diese Symbiose schwindet, wenn durch Bösartigkeit eines Anteils dieses Gleichgewicht gestört wird" (H. S. FRENKEL).

Die Hämopoese, die entgegen älteren Anschauungen (FR. SAXER 1895, A. MAXIMOW 1909, M. ARON 1922) seit H. SCHRIDDE (1905) und E. JOEST (1920) dem Capillarstroma zugeschrieben wird, spielt sich nach H. S. FRENKEL *extra*vasal, nach H. SCHRIDDE, M. B. SCHMIDT und FR. STEIN *intra*vasal ab. In dem Auftreten hämopoetischer Herde in Fernmetastasen sieht FR. STEIN die induzierende Wirkung auch der *unreifen* Leberzelle auf die jungen Capillarendothelien des vom ortsständigen Bindegewebe gelieferten Stromas. P. EMILE-WEIL, P. ISCH-WALL u. E. PERLES (1936) fanden beim Lebercarcinom oft erhebliche megaloblastische Reaktionen der Leber. Wir können diese Befunde in unseren

Beobachtungen nicht bestätigen. Blutbildungsherde in Lebercarcinomen Erwachsener sind bisher nicht beobachtet worden.

Das primäre Lebercarcinom zeigt in der *Geschlechtsverteilung* eine auffallende Bevorzugung des *männlichen* Geschlechtes (Tabelle 11).

Unsere eigenen Daten (Tabelle 12) zeigen demgegenüber ein nur verhältnismäßig *geringes* Überwiegen des männlichen Geschlechts und decken sich mit den Angaben K. E. LEMMERS und F. W. BLATCHFORDS.

Tabelle 13. *Zur Geschlechtsverteilung des Gallenblasenkrebses.*

Autor	% ♂
1. F. A. LENTZE (1926)	10,0
2. E. KAUFMANN (1931)	13,0
3. W. BRAUN (1937)	13,0
4. E. KÖNIG (1940)	31,8
5. TH. HÜTTL (1941)	26,0
6. H. E. WALTHER (1948)	25,0
7. K. H. BAUER (1949)	13,0
8. L. WAGNER u. J. v. KARGER (1953).	23,0
9. W. WERNER (1953) (368 Gallenblasenkrebse)	28,0
10. Eigene Werte (228 Gallenblasenkrebse)	23,0

Die Geschlechtsverteilung beim Lebercarcinom verhält sich demnach umgekehrt wie beim Carcinom der *Gallenblase* (Tabelle 13).

„Dieses stark unterschiedliche Geschlechtsverhältnis so häufiger Krebsarten in Organen mit völlig gleicher Funktion bei Mann und Frau kann unmöglich etwas mit dem Geschlecht als solchem zu tun haben", schreibt K. H. BAUER, „vielmehr müssen hier nicht-organbedingte Geschlechtsunterschiede wesentlich mit hereinspielen". Für das Überwiegen des Leberkrebses beim Mann wird allgemein das häufigere Vorkommen der Lebercirrhose beim männlichen Geschlecht verantwortlich gemacht (G. HERXHEIMER), ohne daß diese allgemein bekannte Tatsache hinreichend erklärt werden kann, besonders seitdem der Alkoholabusus als ätiologischer Faktor der Lebercirrhose in den Hintergrund getreten ist.

C. Der primäre Leberkrebs beim Tier.

Anhangsweise sei darauf hingewiesen, daß das primäre Lebercarcinom auch im Tierreich nicht unbekannt ist. Abgesehen von den experimentellen Leberkrebsen der kleinen Versuchstiere (Mäuse, Ratten, Meerschweinchen, Kaninchen) (M. BRANDT 1928, v. NIESSEN 1927, E. u. J. MILLER 1952) sind bei zahlreichen Tieren auch spontane Leberkrebse beschrieben worden. Am häufigsten kommt der Leberkrebs beim *Rind* vor (A. M. TROTTER 1904, 1905, W. H. FELDMAN 1928, J. DOBBERSTEIN 1953). DOBBERSTEIN gibt die relative Häufigkeit des Leberkrebses beim Rind mit 8,0% an, er glaubt, dieser hohe Prozentsatz könne mit dem starken Befall der Rinderleber mit Leberegeln zusammenhängen (s. u.). Aber auch beim *Pferd* und *Hund* ist der Leberkrebs keineswegs sehr selten (W. KOUWENAAR 1935, M. STICKER 1902, R. M. MULLIGAN 1949, J. DOBBERSTEIN 1953), von F. GRÜTTNER (1927) und S. FRENKEL (1929) auch beim *Schaf* beobachtet und von PETIT (1902) und H. J. M. HOOG-LAND (1929) bei der Katze. J. G. CAMPBELL (1949) beschrieb hepato- und cholangiocelluläre Leberkrebse bei KHAKI-CAMPBELL-*Enten*, SIE-DAMGROTZKI (1876), M. SCHLEGEL (1913), E. JOEST und S. ERNESTI (1918), O. TEUTSCHLÄNDER (1920), J. C. NORRIS (1936) und G. KAHLAU (1937) bei *Hühnern*. H. STÜNZI (1947) beobachtete einen Leberkrebs beim *Honigdachs*. Spontane Lebertumoren sind auch bei *Mäusen*, *Ratten* und *Kaninchen* bekannt (E. u. J. MILLER). C. BERMAN gibt die Gesamtzahl der beschriebenen Tier-Leberkrebse mit 254 an. Während E. JOEST die Mehrzahl der Tier-Leberkrebse von Hamartombildungen ableiten will, machen die meisten Autoren den starken Befall der tierischen Gallen-wege mit *Parasiten* für die *relative* Häufigkeit des Leberkrebses beim Tier verantwortlich.

D. Das makroskopische Verhalten des primären Leberkrebses.

Die erste makroskopische Klassifizierung der primären Leberkrebse geht auf V. C. HANOT und A. GILBERT (1888) zurück. Sie unterschieden einen „Cancer nodulaire", einen „Cancer massif" und einen „Cancer avec cirrhose". Da jedoch sowohl der knotig wachsende, wie auch der diffus-massive Leberkrebs mit Cirrhose gepaart sein kann (H. EGGEL, G. HERX-HEIMER), genügen die Bezeichnungen knotig und massiv-diffus völlig zur makroskopischen Differenzierung (C. BERMAN, 1951). Wir sehen auch keinen grundsätzlichen Unterschied zwischen einem „massiven" und einem „diffusen" Leberkrebs (siehe H. EGGEL), sondern betrachten beide als verschiedene Intensitätsstufen ein- und derselben Form. Aber schon G. HERXHEIMER betonte, daß eine Einteilung des Leberkrebses nach *makroskopischen* Gesichtspunkten „für das Gesamtbild der Fälle wenig Wert hat", und wir setzen hinzu, zumal wir selten makroskopisch „reine" Formen zu Gesicht bekommen, sondern meistens Übergänge oder beide Typen (knotig und massiv-diffus) nebeneinander in der gleichen Leber, *mit* oder *ohne* Cirrhose, so daß oft nur das Überwiegen einer Form eine makroskopische Klasseneinteilung gestattet. Ferner muß besonders darauf hingewiesen werden, daß aus der makroskopischen Wuchsform

niemals auf das Vorliegen eines bestimmten histologischen Bildes geschlossen werden darf. Wir sind also *nicht* der Ansicht A. BEHRENDS u.
S. HARBERGS (1952), welche meinen, daß der „hepatocelluläre" Leberkrebs vorwiegend grobknotig und der sog. „cholangiocelluläre" diffus-
massiv wachse.

Die grobknotige Wuchsform des Leberkrebses ist unumstritten die
weitaus häufigere, 70% unserer Fälle! H. EGGEL (1901) findet sie in 65%,
C. BERMAN (1951) in 57%, S. WARREN und W. L. DRAKE (1951) in 100%
und J. ZEITLHOFER (1951) in 76 %. ZEITLHOFER konnte aus dem Material
des Pathologischen Instituts der Universität Wien ein seit 1900 stetes
Ansteigen der diffus-massiven Form auf Kosten des knotigen Leberkrebses statistisch nachweisen. Eine greifbare Ursache hierfür ließ sich nicht
finden, für den gleichen Zeitraum konnte jedenfalls keine sichere Zunahme der Lebercirrhose gefunden werden.

Die Größe der einzelnen Carcinomknoten kann außerordentlich stark
schwanken, von Stecknadelkopfgröße (initiales Carcinom von M. GOLD-
ZIEHER u. Z. v. BOKAY 1911) über Kirsch-, Walnuß- bis zu Neugeborenen-
kopfgröße (V. MIROLUBOW 1912). Die einzelnen Knoten, die im Gegensatz zu den metastatischen Carcinomen im allgemeinen keinen „Nabel"
aufweisen, können weitestgehend zusammenfließen, so daß das Bild eines
massiven Leberkrebses vorgetäuscht wird. SIEDAMGROTZKI (1876) beschrieb u. a. auch gestielt der Leber aufsitzende Krebsknoten.

Der *rechte* Leberlappen wird bedeutend häufiger befallen als der linke,
in unserem Material (85 Fälle) war der *rechte* Lappen 55 mal (in 65%),
der *linke* 9 mal (in 10%) und *beide* Lappen gleich stark 21 mal (in 25%)
erkrankt. Bei den 63 von C. BERMAN beobachteten Leberkrebsen fand
sich ein Verhältnis re.:li.:bds. wie 24:1:38. M. YAMANE (1919) fand als
Hauptsitz seiner Lebercarcinome in 56,3% den rechten Leberlappen.
Wir sind der Ansicht, daß es zur Erklärung des stärkeren Carcinombefalls
des *rechten* Leberlappens keiner komplizierten Theorien bedarf (siehe
C. BERMAN), da allein schon das bedeutend größere Volumen des rechten
Leberlappens eine Bevorzugung dieses dem linken Lappen gegenüber
wahrscheinlich macht. Wäre es freilich umgekehrt, dann wäre die Suche
nach geeigneten Theorien zur Erklärung dieses Phänomens verständlich.
J. A. LAYNE u. E. HILDEBRAND (1947) publizierten einen Fall von
Leberkrebs eines 38 jährigen Mannes, der durch starke Vergrößerung des
linken Leberlappens (Gesamtgewicht der Leber 6000 g bei normal großem
rechten Lappen!) einen Milztumor vorgetäuscht hatte.

Die Leber ist in ihrer Gesamtheit zumeist stark *vergrößert*, in einzelnen
Fällen bis auf das Dreifache ihres Volumens (G. HERXHEIMER). In unseren Beobachtungen lag das Durchschnittsgewicht der Leber bei
2200 g, 60% unserer Fälle wiesen eine Leber über 2000 g auf, und die
Maximalgewichte betrugen 6630 g und 8050 g. H. EGGEL (1901) beschreibt

einen Fall mit einer über 7000 g wiegenden Leber, M. GOLDZIEHER u.
Z. v. BOKAY (1911) erwähnen maximale Lebergewichte von 5500 g bis
6500 g, TH. P. BOTMAN (1942) von 9100 g, R. M. HOYNE u. J. W. KERNO-
HAN (1947) von 5150 g und C. BERMAN (1951) findet unter 51 Lebercarcinomen 3 Lebergewichte von 6500 g bis 7100 g sowie ein Durchschnittsgewicht von 3800 g. H. A. EDMONDSON und P. E. STEINER
teilen Lebergewichte von 1070 bis 6900 g mit. Außerordentlich hohe
Lebergewichte sind auch beim Leberkrebs Schwangerer beschrieben
worden (A. SENFFT 1865, K. SCHWING 1881, F. PANINI 1951). Diese
Angaben widerlegen eindeutig den Ausspruch S. v. HEUKELOMS (1894),
daß die metastatisch-carcinomatös erkrankte Leber im allgemeinen größer und schwerer sei als die primär carcinomatös befallene. Als selten
können primäre Leberkrebse mit *verkleinerter atrophischer* Leber gelten.
Wir fanden dieses Vorkommnis unter 85 Leberkrebsen nur 1mal. Aus
der Literatur seien Beobachtungen von M. LISSAUER (1910), M. GOLD-
ZIEHER und Z. v. BOKAY, K. LANDSTEINER (1907), R. ADELHEIM (1913)
und A. H. MCINDOE, H. ARCHIBALD u. V. S. COUNSELLOR (1926) erwähnt. Letztere beschrieben ein Lebercarcinom in einer cirrhotischen
Leber von 850 g.

Meist bestand neben der Lebervergrößerung, auch bei den nicht mit
Cirrhose vergesellschafteten Fällen von Leberkrebs, ein recht erheblicher
Milztumor. 50% unserer Milzgewichte lagen über 200 g, davon nur die
Hälfte bei gleichzeitig bestehender Lebercirrhose, als maximale Milzgewichte stellten wir 430 g, 550 g und 1015 g fest. H. EGGEL findet in
32% seiner Leberkrebsfälle einen Milztumor, G. HERXHEIMER in 42%.
C. BERMAN sah keine Milz unter 200 g und fand ein Höchstgewicht von
900 g. H. J. SCHUPBACH u. R. B. CHAPPELL (1952) geben die Häufigkeit
des Milztumors mit 21%, F. W. BLATCHFORD (1952) mit 34% an.

Die *Farbe* der Carcinomknoten wechselt stark von weißlichgrau, gelb-
lichgrau bis gelblichgrünlichgrau je nach Intensität des Leberikterus,
und von ockergelblich bis fleckig gelblichrot und dunkelrot je nach Stärke
und Art der Nekrosen. Einen *allgemeinen Ikterus* sahen wir bei 45%
unserer Leberkrebse, H. EGGEL bei 61%, G. HERXHEIMER bei 58%,
M. YAMANE bei 66%, K. J. SMITH (1933) bei 72%, D. L. WILBUR und
Mitarbeiter (1944) bei 60%, H. J. SCHUPBACH und R. B. CHAPPELL (1952)
bei 36%, C. H. SANFORD (1952) bei 61%, F. W. BLATCHFORD (1952) bei
52% und C. BERMAN — mit unserer Zahl völlig übereinstimmend —
ebenfalls bei 45%.

Die primären Leberkrebse neigen auffallend stark zu *nekrotischem
Zerfall* (siehe auch C. BERMAN), angefangen von kleinsten, nur mikroskopisch sichtbaren, bis zu — und das sogar überwiegend — riesigen
matschigen und blutigen, auch zuweilen Pseudocysten bildenden Ein-
schmelzungen. Von unseren Leberkrebsen wiesen 56% mehr oder weniger

starke, zumeist aber sehr ausgedehnte, makroskopisch sichtbare Nekrosen auf. Entgegen der in der Literatur von G. Herxheimer, T. Sasaki u. T. Yoshida (1935) und S. Warren u. W. L. Drake (1951) vertretenen Meinung, daß die „hepatocellulären“ Leberkrebse stärker der Nekrose anheimfallen als die im ganzen durch ihr fibröses Stroma derberen sog. „cholangiocellulären“ Krebse, müssen wir feststellen, daß *beide Carcinomarten gleich stark der Nekrose unterliegen*, also auch die umgekehrte, schon schwerer verständliche Ansicht F. Klars (1939/40), nach welcher die „cholangiocellulären“ Carcinome auf Grund der schlechteren Durchblutung ihres fibrösen Stromas stärker nekrotisieren, *keineswegs unserer Erfahrung entspricht*. Wir möchten diese, man kann schon sagen anderen Krebsen gegenüber, auffallend starke Neigung des Leberkrebses zur Nekrose, *nicht*, wie oben zitierte Autoren, mit irgendwelchen Eigenschaften des Stromas in Verbindung bringen, sondern mit dem oft außerordentlich schnellen Wachstum. Die Lebercarcinome zeichnen sich *klinisch* durch einen sehr kurzen, oft nur wenige Wochen andauernden Verlauf aus (L. Hess 1934, K. E. Lemmer 1950, C. H. Sanford 1952, H. J. Schupbach u. R. B. Chappel 1952, E. W. Hauch u. J. Lichstein 1954). Häufig sind die Nekrosen blutig durchtränkt, was sich sowohl durch den Gefäßreichtum des Stromas als auch durch die Neigung des Lebercarcinoms in die Blutgefäße einzubrechen, erklärt (V. Mirolubow 1912, R. Adelheim 1913, L'Esperance 1915). So können in selteneren Fällen tödliche Blutungen in die freie Bauchhöhle erfolgen, wie wir bei *einem* unter 85 Leberkrebsen beobachten konnten, und es in der älteren Literatur von K. Wegelin (1905), K. Landsteiner (1907), M. Lissauer (1910), Mariconda (1913) und E. Bersch (1924) beschrieben wurde, in der neueren Literatur von E. Trizzino (1930), W. H. Mast u. Ch. W. Steamer (1933), B. Tarocchi (1951) und J. A. Lazarus u. F. Friedmann (1953). W. A. D. Anderson (1948) hält die tödliche Blutung in die Bauchhöhle — entgegen unseren Erfahrungen — sogar für eine recht häufige Todesursache beim primären Leberkrebs.

Besonders bemerkenswert ist die große Neigung des Lebercarcinoms in die *Blutgefäße*, vor allem in die Äste der Pfortader, seltener in die Arteria (K. Wegelin) oder Vena hepatica einzuwachsen. 60% unserer Beobachtungen (S. v. Heukelom gibt 66% und M. J. Stewart 1931 85% an) wiesen schon makroskopisch sichtbare Geschwulstthrombosen in den Pfortaderverzweigungen auf; in einigen Fällen war der Hauptstamm der Pfortader bis in die Vena lienalis hinein von dicken, wurstartigen Geschwulstmassen verlegt. Kommt es zu Geschwulstthromben in den Venae revehentes, so können diese bis in den Vorhof des rechten Herzens hineinreichen[1] (W. Löhlein, Counsellor und McIndoe, M.

---

[1] H. P. Vossbeck (Z. Kreislaufforsch. **44**, 56, 1955) beobachtete das *kontinuierliche* Einwachsen eines primären Leberkrebses durch das Zwerchfell in das rechte Herz.

FABYAN 1907, W. C. v. GLAHN und R. LAMB 1924, R. GREGORY 1939).
L. SALVIATI (1948) beschreibt bei einem 40jährigen Mann Geschwulstthrombosen in den Venae hepaticae mit tödlicher Geschwulstembolie
der Lunge. W. L. McNAMARA, W. H. BENNER u. L. A. BAKER (1950)
fanden sogar unter 25 Leberkrebsen 4 tödliche Geschwulstembolien.

Eine häufige Begleiterscheinung des primären Leberkrebses ist auch
die *Bauchwassersucht*, bei unseren Fällen in 51% beobachtet, von H. EG-
GEL in 58,5%, von M. YAMANE und G. HERXHEIMER in 70%. J. C. TULL
(1932) gibt 47% Befall an, K. J. SMITH (1933) 72%, C. BERMAN (1951)
55%, H. J. SCHUPBACH u. R. B. CHAPPELL (1952) 57% und C. H. SANFORD
(1952) 60%.

Dagegen können *Gallensteine nicht* als Begleiterscheinung des Leberkrebses angesehen werden. Sie sind im allgemeinen so häufig, daß es nichts
besagen will, wenn wir sie bei unseren Leberkrebsen in 37% vorfanden.
C. BERMAN konnte bei *keinem* seiner Leberkrebse Gallensteine beobachten,
er erwähnt ausdrücklich, daß sie bei den Negerrassen kaum bekannt sind.

Vergleichsweise sei mitgeteilt, daß wir bei unseren *Gallenblasencarci-
nomen* in 70% Gallensteine fanden, andere Autoren (C. STERNBERG,
W. BRAUN, H. SCHÜLLER, W. J. BÖTTIGER, F. THÖLE, E. KÖNIG) in
65 bis 90%.

Als besonderes Ereignis erwähnen wir den primären Leberkrebs in sog.
„*Nebenlebern*" sowie in gestielten „*Leberzelladenomen*". Die *echten* Nebenlebern sind selten und von den gestielten Leberzelladenomen scharf zu
trennen.

R. HANSER (1930) und P. EISERTH (1941) beschreiben die Nebenlebern als Ent-
wicklungsstörungen, die völlig freiliegende, aus Lebergewebe bestehende, von
einer Kapsel umschlossene Gebilde darstellen. Sie liegen zumeist im Omentum
majus (J. ORTH), werden aber auch im Gallenblasenbett (H. RIBBERT 1904, P.
WALSEL u. E. GOLD 1925), im Ligamentum triangulare (G. TAROZZI 1905) und im
Ligamentum teres hepatis (E. WAGNER 1861) angetroffen. Sie zeigen — im Gegensatz zu den gestielten Leberzelladenomen — einen völlig regelrechten Leberaufbau,
enthalten also neben läppchenartig angeordneten Leberzellbalken auch Gallengänge. Der Ductus hepaticus der Nebenlebern endet blind (F. TISCHENDORF 1949).
Die Entstehung von Nebenlebern wird auf Leberparenchyminseln zurückgeführt,
die im ursprünglichen Mesogastrium ventrale angelegt wurden und liegen geblieben
sind (F. ROTH 1951).

F. PAUL (1934) beschrieb bei einem 60jährigen Mann eine im entleerten
Zustand 3000 g wiegende und 3½ Liter flüssiges Blut enthaltende, links-
seitige, retroperitoneale, carcinomatöse Geschwulst, die sich weit gegen
die Bauchhöhle unter Verdrängung der linken Niere vorwölbte und in die
untere Hohlvene eingebrochen war. PAUL fand inmitten dieses Blastoms
völlig normales Lebergewebe mit „all seinen Attributen" und glaubte
diesen Tumor als *Carcinom einer* „*Nebenleber*" auffassen zu müssen. Einen
ähnlichen von A. PRIESEL publizierten Fall reiht PAUL ebenfalls in die
primären Carcinome der Nebenlebern ein.

Die *gestielten Leberzelladenome* unterscheiden sich grundsätzlich von Nebenlebern, da ihnen jeder Organaufbau fehlt; sie stellen lediglich exophytisch wachsende Hepatome, also gutartige Leberzellgeschwülste dar. J. KLOB (1865) machte diesen, uns heute völlig geläufigen Unterschied noch nicht, er beschrieb Nebenlebern, die reine gestielte Leberzelladenome waren.

Weitere Veröffentlichungen über gestielte Leberzelladenome finden sich von LIUS-ESCHER (1887), F. THÖLE (1913), F. J. OEHLECKER (1916), W. KAUSCH, G. J. GASPARIAN (1928), R. HANSER (1930), H. SCHMIDT (1944) und H. GELLER (1951). Die gestielten *solitären* Leberzelladenome, die nach H. SCHMIDT genetisch streng von den multiplen intrahepatischen Adenomen zu trennen sind, erreichen oft eine erhebliche Größe, so daß sie operativ entfernt werden müssen. Die Gesamtzahl der operativ entfernten gestielten Leberzelladenome gibt F. ROTH (1951) mit 12 an.

Das von R. HANSER beschriebene Leberzelladenom wog 320 g, F. ROTH beschrieb ein mannsfaustgroßes und H. SCHMIDT sogar ein klein-kindskopfgroßes. In den Fällen von G. J. GASPARIAN und H. SCHMIDT zeigten sich in den sonst gutartigen Leberzelladenomen einwandfreie *carcinomatöse* Partien. SCHMIDT weist in diesem Zusammenhang darauf hin, „daß eine scharfe Grenze zwischen Adenom und Carcinom der Leber vielfach schwer zu ziehen ist". Während die *Nebenlebern* unwidersprochen als *Mißbildungen* aufgefaßt werden, ist die Genese der gestielten Leberzelladenome unklar. Sie werden zumeist den *Hamartomen* zugeteilt (R. HANSER, H. GELLER), H. SCHMIDT dagegen sieht in ihnen, entsprechend den Anschauungen E. LUDWIGS (1919), das Ergebnis „*postfetaler Umbildungsvorgänge*".

E. Zur Metastasierung des primären Leberkrebses.

Wir haben die Eigenschaft der primären Leberkrebse, in die Blutgefäße einzubrechen, bereits besonders hervorgehoben, nicht geringer, nur makroskopisch weniger eindrucksvoll, ist ihre Neigung zum Einwachsen in die Lymphbahnen. Hiernach dürfen wir eine häufige und ausgedehnte sowohl *intra-* wie *extrahepatische* Metastasierung erwarten.

Die *intrahepatischen* Metastasen sind jedoch in ihrer Eigenschaft als Metastasen vielfach umstritten, denn nicht immer gelingt es unter den zahlreichen oft gleich großen Carcinomknoten der Leber *einen* als sicheren Primärtumor, von dem die anderen als Metastasen abzuleiten wären (*unizentrische Entstehung* des Leberkrebses) auszumachen, sondern oft, namentlich aber bei den Cirrhose-Carcinomen, will uns diese Betrachtung gezwungen und willkürlich erscheinen, wir haben dann weit eher den Eindruck einer *multizentrischen* Carcinomentstehung. Doch keine dieser beiden möglichen Entstehungsarten kann Ausschließlichkeit für sich beanspruchen, es kommen ganz sicher *beide* Entstehungsmodi vor.

A. H. McINDOE, H. ARCHIBALD u. V. S. COUNSELLOR (1926) hielten eine intrahepatische Metastasierung in beide Leberlappen für unmöglich, da rechter und linker Lappen von völlig getrennten Ästen der Arteria und Vena hepatica sowie der Pfortader durchflossen werden. Sie vergessen aber, daß die Lebermetastasen wie alle anderen Organmetastasen auch auf dem Blutweg über die Lunge, also als Fernmetastasen, entstehen können, wenn wir von der sehr umstrittenen (H. E. WALTHER) retrograden Metastasierung (F. v. RECKLINGHAUSEN 1885, H. RIBBERT 1897, G. HERXHEIMER) absehen wollen. Für viele Fälle — das steht außer jedem Zweifel — ist eine *unizentrische* Entstehung des Leberkrebses wie sie von H. RIBBERT (1902), K. WEGELIN (1905) und M. C. WINTERNITZ (1912) vertreten wurde, nicht zu leugnen, sie wird von S. SALTYKOW (1912), E. BERSCH (1924), G. HERXHEIMER (1930), R. M. HOYNE u. J. W. KERNOHAN (1947) und auch von W. A. D. ANDERSON (1948) und C. BERMAN (1951) für die häufigere Art der Krebsentstehung in der Leber gehalten, allein schon, weil durch das auffällige Einwachsen des Leberkrebses in Blut- und Lymphgefäße die besten Vorbedingungen für eine ausgedehnte Metastasierung, auch in die Leber selbst, gegeben sind.

Die *multizentrische* Entstehung kann nicht, wie man früher vielfach versuchte (siehe G. HERXHEIMER), aus dem histologischen Studium kleinster initialer Carcinomknoten bewiesen werden, denn auch eine Metastase muß aus kleinen Anfängen beginnen, sondern sie macht sich allein aus der Pathogenese des primären Leberkrebses wahrscheinlich (s. u.). Wenn wir bedenken, daß Übergänge zwischen der Lebercirrhose, der knotigen Hyperplasie, dem Leberadenom und dem Lebercarcinom ausreichend bekannt sind, und daß die Regenerate der Lebercirrhose, die Hyperplasien und die Leberadenome häufig, wenn nicht sogar meistens, multipel auftreten (R. BURGER 1894, G. HERXHEIMER 1902, 1907, 1908), so ist besonders für die Cirrhose-Carcinome die multizentrische Entstehung nicht von der Hand zu weisen, ohne damit ihre Ausschließlichkeit behaupten zu wollen. Für die *multizentrische* Entstehung des Leberkrebses sprachen sich C. EBERTH (1868), S. v. HEUKELOM (1894), K. YAMAGIWA (1911), M. GOLDZIEHER u. Z. v. BOKAY (1911), V. MIROLUBOW (1912), F. APPEL (1921), L. W. SMITH (1926), M. GOLDZIEHER (1928), F. ORSOS (1929), E. KAUFMANN (1931), T. SASAKI u. T. YOSHIDA (1935) sowie zahlreiche jüngere Forscher, diese aber unter Anerkennung beider Entstehungsmöglichkeiten, aus (K. WERBE 1932, G. HARTMANN 1950, I. GREINACHER 1950, F. BÜCHNER 1950, F. C. ROULET 1951).

Die *extrahepatischen* Metastasen des primären Leberkrebses sind, wie nach dem oben Gesagten auch nicht anders zu erwarten, entgegen der Angaben von O. SCHÜPPEL (1860), S. v. HEUKELOM (1894), R. RAUPP

(1901), Poscharisky (1908), G. Herxheimer (1930) und W. L. McNamara, W. H. Benner u. L. A. Baker (1950) ebenfalls außerordentlich *häufig*. Wenn die älteren Autoren nur in 35 bis 40% extrahepatische Metastasen fanden (C. Eberth 1868), so mag dies an den weniger genauen Sektionsmethoden der damaligen Zeit gelegen haben. In der neueren Literatur werden extrahepatische Metastasen beim primären Lebercarcinom in 50 bis 100% angegeben (Tabelle 14). Wir selbst fanden in 75% extrahepatische Metastasen.

Tabelle 14. *Zur Häufigkeit der extrahepatischen Leberkrebsmetastasen.*

Autor	%
1. H. Eggel (1901)	62
2. R. M. Hoyne and J. W. Kernohan (1947)	68
3. D. M. L. Rosenberg and A. Ochsner (1948)	73
4. W. A. D. Anderson (1948)	über 50
5. H. E. Walther (1948)	54
6. K. E. Lemmer (1950)	50
7. W. Fischer (1951)	100
8. S. Warren and W. L. Drake (1951)	84
9. H. J. Schupbach and R. B. Chappell (1952)	86
10. F. W. Blatchford (1952)	69
11. C. H. Sanford (1952)	71
12. E. W. Hauch and J. Lichstein (1954)	50

M. M. Steiner (1938) beobachtete 27% extrahepatische Metastasen bei 75 primären Lebercarcinomen des *Kindesalters*.

Immer wieder tauchen in der Literatur Bemerkungen auf, daß zwischen dem hepatocellulären und dem sog. cholangiocellulären Leberkrebs hinsichtlich der Art und der Häufigkeit der Metastasierung merkbare Unterschiede bestünden. Während K. Wegelin (1905) bei dem zumeist dem sog. cholangiocellulären Typ zuzurechnenden Adenocarcinom nur selten Metastasen fand, glaubten K. Yamagiwa (1911), M. C. Winternitz (1912) und G. Kika (1928) Fernmetastasen besonders häufig oder sogar ausschließlich beim „cholangiocellulären" Leberkrebs beobachten zu können. H. Eggel (1901) und E. Bersch (1924) dagegen konnten ein derartiges unterschiedliches Verhalten beider Carcinomarten nicht feststellen. Nach M. Yamane (1919), F. Orsos (1930), K. Werbe (1932) und H. E. Walther (1948) soll das hepatocelluläre Carcinom besonders auf dem Blutwege und das sog. cholangiocelluläre auf dem Lymphwege metastasieren. Wir selbst haben niemals derartige Differenzen in der Metastasierung der einzelnen Leberkrebsarten feststellen können. Wenn dem so wäre, daß die hepatocellulären Krebse kaum auf dem Lymphwege metastasieren, dann müßten Lymphknotenmetastasen des primären Leberkrebses bei der Seltenheit des cholangiocellulären Typs ebenfalls selten sein. Das entspricht jedoch weder unserer eigenen, noch der Erfahrung anderer Autoren (C. EBERTH, E. KAUFMANN, S. WARREN u. W. L. DRAKE, H. J. SCHUPBACH u. R. B. CHAPPELL, C. BERMAN, H. A. EDMONDSON u. P. E. STEINER). 62% unserer Leberkrebse wiesen Lymphknotenmetastasen auf. H. J. SCHUPBACH u. R. B. CHAPPELL geben sogar 67% an.

Am häufigsten finden sich Metastasen in den *Lungen*, entsprechend dem noch näher darzustellenden Metastasenschema H. E. WALTHERS (siehe *Lebertyp*). Die Häufigkeit der Lungenmetastasen wurde bereits von S. v. HEUKELOM (1894) und V. MIROLUBOW (1912) erwähnt.

Wir müssen in diesem Zusammenhang jedoch noch einmal an die oben erwähnten evtl. Schwierigkeiten einer Differentialdiagnose zwischen primärem Leber- und Lungencarcinom erinnern! Neben den bereits aufgeführten Beobachtungen von R. Raupp und F. STAHR läßt ein Vorkommnis von V. MIROLUBOW, bei dem ausgedehnte, die ganze Lunge einnehmende Metastasen eines nur 1 cm Durchmesser (!) aufweisenden solitären Leberkrebses beschrieben werden, Zweifel an der Richtigkeit der Diagnose aufkommen. Es sei auch auf die Möglichkeit von *Doppelcarcinomen* in Leber und Lunge hingewiesen (H. WATANABE 1925). Auch ein Fall von M. D. CHAJUTIN (1926) mag hierher gehören.

Lungenmetastasen werden ferner von H. T. KARSNER (1911), E. MANNSFELDT (1931), S. WARREN u. W. L. DRAKE (1951), C. BERMAN (1951), der sie in 87% beobachten konnte, von C. H. SANFORD (1952) und von E. W. HAUCH u. J. LICHSTEIN (1954) als häufigste Metastasen des primären Leberkrebses genannt. H. E. WALTHER fand bei systematischer histologischer Untersuchung der Lungen in 22 von 23 auf dem Blutwege metastasierenden Leberkrebsen, Lungenmetastasen, und auch W. FISCHER konnte bei histologischer Durchsicht in den Lungen häufiger Metastasen ausmachen als dem makroskopischen Bild nach anzunehmen war. Wir selbst sahen Lungenmetastasen nur in 20% unserer Leberkrebse, betonen aber, daß wir die Lungen nur nach der üblichen Sektionstechnik zerlegten, so daß uns sehr leicht kleinere Metastasen entgangen sein können.

Relativ häufig erfolgt die Metastasierung des primären Leberkrebses in das *Knochensystem*. 18% unserer Leberkrebse wiesen Knochenmetastasen auf, bevorzugt waren Wirbelsäule und Rippen befallen. E. BERSCH (1924) fand im Gegensatz zu H. EGGEL ebenfalls häufige Knochenmetastasen, so daß er empfiehlt, bei Vorliegen von Knochenmetastasen nicht nur an das Prostata-, Mamma- und Schilddrüsencarcinom, sondern auch an das primäre Lebercarcinom zu denken (siehe auch E. ANGLESIO 1954). E. STANGL u. H. VILLINGER-KWERCH (1952) bezeichnen die Knochenmetastasen des Leberkrebses als „selten", doch vermissen wir in ihrer Aufzählung zahlreiche ältere und neuere Mitteilungen (P. CLAIRMONT 1909, P. PRYM 1912, O. H. DIJKSTRA 1925, J. CATSARAS 1925, J. C. TULL 1932, E. PUCCINELLI 1930, F. KLAR 1939, O. AUERBACH u. S. TRUBOWITZ 1950, welche das Vorkommen von *Panmyelophthise* nach ausgedehnter

Skeletmetastasierung durch primären Leberkrebs beschreiben, H. J. SCHUPBACH u. R. B. CHAPPELL 1952, F. STEIN 1952 und einige von C. BERMAN zitierte anglo-amerikanische Autoren).

Metastasen der *Milz* finden sich auch beim primären Leberkrebs selten. W. FISCHER und H. BEHRENS (1951) beobachteten zwar 5 Milzmetastasen bei 11 Lebercarcinomen, also eine Häufigkeit von fast 50%, doch muß dies bisher als eine alleinstehende Einzelbeobachtung angesehen werden. H. E. WALTHER gibt die Häufigkeit der Milzmetastasen für sämtliche Krebse mit rund 2% an (R. POCHE, 1950, mit 3,8%), er findet unter 54 Lebercarcinomen keine Milzmetastasen. H. STÜNZI (1947) sah Milzmetastasen beim Leberkrebs des Honigdachses. C. BERMAN konnte ebenfalls bei seinen Leberkrebsen keine Milzmetastasen finden, erwähnt aber aus der Literatur die Fälle von L. PATERNI (1929), G. F. STRONG u. H. H. PITTS (1930), J. C. TULL (1932), E. G. GUSTAFSON (1937), A. F. LIBER u. C. R. BROWN (1939) sowie von R. M. HOYNE u. J. W. KERNOHAN (1947). Wir selbst fanden bei 85 Lebercarcinomen 3 Milzmetastasen.

Außer in den eben genannten, können selbstverständlich auch in sämtlichen anderen Organen Metastasen des primären Leberkrebses auftreten (siehe G. HERXHEIMER, C. BERMAN), nach Y. JONO u. K. MATSUOKA sogar im Herzmuskel. Von uns wurden häufiger Metastasen der *serösen Häute*, namentlich des Peritonaeum, ferner Metastasen der *Nieren*, der *Nebennieren* und des *Pankreas* beobachtet. Andere Autoren (H. E. WALTHER, C. BERMAN) erwähnen auch *Hirnmetastasen*.

Der primäre Leberkrebs zeigt in seinen Metastasen zuweilen Eigentümlichkeiten, die wir nicht unerwähnt lassen wollen, da sie die Schwierigkeiten und Problematik der Metastasenlehre demonstrieren. So beschreibt z. B. M. B. SCHMIDT (1897) gallebildende Metastasen eines *nicht* gallebildenden Primärkrebses, E. BERSCH (1924) sah leberzellähnliche, also hepatocelluläre Metastasen mit reticulärem Stroma eines Adenocarcinoms der Leber mit fibrös-kollagenem Stroma, also eines sog. cholangiocellulären Tumors, eine gleiche Beobachtung wie auch wir sie machen konnten (siehe unten).

Es ist nicht unsere Aufgabe, auf die allgemeinen Metastasenprobleme näher einzugehen — hier sei auf die Ausführungen von H. E. WALTHER (1948), A. BIENENGRÄBER (1949), K. KATZ (1951, 1954) und W. FISCHER (1952) verwiesen —, doch sei uns eine kurze Skizzierung derselben gestattet, die zum besseren Verständnis der diesen genannten Erscheinungen innewohnenden Problematik beitragen möge.

H. E. WALTHER wendet sich in seinem erstklassigen und umfangreichen Werk über die Krebsmetastasen gegen die älteren „humoralen" Theorien der Metastasenentstehung (R. VIRCHOW 1863, E. BOSTROEM 1927, 1928, H. MÜLLER 1928, H. BAUMECKER 1929). Er kann nicht glauben, „daß eine Metastase aus einem am Ort einer Hormonwirkung vorhandenen indifferenten Gewebe entsteht ...... weil bis jetzt dieses geheimnisvolle, indifferente Keimgewebe weder von uns noch von anderen je beobachtet worden ist. Solche unbenützten, disponible Zellen finden wir gerade an den Orten, an denen es am häufigsten zur Bildung sekundärer Geschwülste kommt, in den Lungen und in der Leber, nicht". Und er fährt fort: „Eine Verschleppung von Geschwulstzellen ohne vorherigen Einbruch in Lymph- oder Blutgefäße ist nicht möglich. So setzt Metastasierung stets ein vorausgegangenes infiltratives Wachstum voraus".

K. KATZ (1951, 1954) hält die Metastasierung keinesfalls für einen einfachen Transplantationsvorgang wie H. E. WALTHER, sondern betont einen *Organotropismus* der wandernden Krebszellen sowie eine zum Angehen der Metastase notwendige *Organdisposition.* WALTHER sieht zu diesen Annahmen keine Veranlassung, da — seiner Meinung nach — die Verteilung und die Häufigkeit der einzelnen Organmetastasen allein aus den Strömungsverhältnissen des Blutes und der Lymphe befriedigend erklärt werden können. Er stellt für die *hämatogene* Metastasierung folgende 4 Typen auf: 1. Der *Lungentyp*: Primärtumor in der Lunge, Verschleppung der Krebszellen durch die Venae pulmonales und die linke Herzkammer in das gesamte Arteriensystem, *ohne* Zwischenfilter. 2. Der *Lebertyp*: Primärtumor in der Leber, Verschleppung der Krebszellen durch den venösen Blutstrom in die Lungen als *Zwischenfilter*, von dort aus Streuung über das arterielle System in die übrigen Organe. 3. Der *Hohlvenentyp*: Primärtumor in den Ursprungsgebieten der oberen und unteren Hohlvene, Verschleppung der Krebszellen durch das venöse System in die Lungen (*Zwischenfilter*), von dort aus in das arterielle System. 4. Der *Pfortadertyp*: Primärtumor im Quellgebiet der Pfortader, Krebszellen gelangen zunächst in die Leber (*1. Zwischenfilter*), dann in die Lungen (*2. Zwischenfilter*) und erst jetzt mit dem arteriellen Blutstrom in die übrigen Organe.

In der allgemeinen Geschwulstpathologie (M. BORST, F. BÜCHNER) gilt die Ansicht, daß allein die Geschwulstzellen, nicht aber das Stroma des Primärtumors metastasieren (s. auch F. STEIN). B. KELLNER (1940) hat durch seine Beobachtungen über die „*Disjunktion*" der Krebszellen diese Ansicht wesentlich untermauern können. Das Stroma der Metastasen muß somit vom ortsständigen mesenchymalen Gewebe geliefert werden, das heißt, es muß eine spezifische *induzierende* Wirkung der Krebszelle auf das ortsständige Bindegewebe angenommen werden, so daß entsprechend dem Aufbau des Primärkrebses entweder ein fibrös-cirrhöses oder ein capillar-reticuläres Stroma gebildet wird. Die Metastasenentstehung kann also kaum ohne die Annahme einer „induzierenden", wenn man so will, auch „Hormon"-Wirkung der Krebszelle auf ein — gar nicht so „geheimnisvolles" — indifferentes „aktives" Mesenchym, an dessen Bestehen von pathologischer Seite (H. SIEGMUND 1923) nicht gezweifelt wird, erklärt werden, denn das *ausgereifte* ortsständige Bindegewebe dürfte wohl *nicht* als Bildner eines spezifischen Krebsstromas in Frage kommen!

Inwieweit wir diese „induzierende" Wirkung der Krebszelle jedoch nur für die Bildung des Stromas und nicht auch für die Bildung der Metastase selbst in Anspruch nehmen dürfen, sei hier nicht erörtert. Wir halten uns auch nicht für befugt, zu diesen Fragen Stellung zu mehmen. Es sei lediglich angedeutet, daß zahlreiche Forscher den Krebs heute nicht mehr allein als Problem eines überschüssigen pathologischen Epithelwachstums betrachten, sondern eine für das Zustandekommen des Krebses notwendige Mitwirkung des Mesenchyms betonen, ohne dabei im Sinne E. BOSTROEMS alle bösartigen Geschwülste vom Mesenchym ableiten zu wollen (s. G. HARTMANN, A. BIENENGRÄBER).

Jedenfalls lassen sich die von uns genannten Sonderheiten, das unterschiedliche, vom Primärkrebs abweichende morphologische und funktionelle Verhalten einiger Leberkrebsmetastasen, nicht nach der reinen Transplantationstheorie im Sinne H. E. WALTHERS erklären. Vielleicht wären diese ungewöhnlichen Metastasen doch besser durch die Mitwirkung eines ortsständigen, vom Primärtumor unabhängigen, indifferenten Gewebes, ganz gleich ob epithelialer, mesenchymaler oder völlig undifferenzierter Art, verständlich. Anderenfalls müßte angenommen werden, daß nicht die fertige Carcinomzelle selbst ausgeschwemmt wird und zur Metastase heranwächst, sondern daß sich aus dem Gebiet des Primärtumors undifferenzierte „Carcinommutterzellen" lösen, die ihrerseits noch über alle Potenzen einer sich erst anbahnenden carcinomatösen Entwicklung verfügen.

Wenn wir schon die Stromabildung der Metastasen einer „induzierenden" Wirkung der Krebszelle zuschreiben müssen, und damit einen solchen „induzierenden" („Hormon" ?-)Stoff der Krebszelle anerkennen, so lassen sich doch kaum die Auswirkungen einer solchen „Induktion" übersehen. Noch ungeklärter scheint die Art dieser „induzierenden" Wirkung. Ist es allein die vollständig erhaltene Krebszelle selbst, sind es Zell- oder Kerntrümmer oder in der Krebszelle entstandene, virusartige oder hormonähnliche Produkte, die durch Ablagerung in anderen Organen die Metastasenbildung „induzieren", so daß humorale und Transplantationstheorie sich in diesem Sinne sogar ergänzen könnten.

F. Histologie und Histogenese des primären Leberkrebses.

Der primäre Leberkrebs wird heute noch allgemein in die beiden Hauptgruppen der *„hepatocellulären"* und *„cholangiocellulären"* Krebse geschieden (vgl. einschlägige Lehrbücher der Pathologischen Anatomie von L. Aschoff, A. Dietrich, H. Ribbert und H. Hamperl, W. A. D. Anderson).

Die hepatocellulären Krebse fallen durch ihr leberähnliches Aussehen auf, sie zeigen große, meist helle leberzellartige Geschwulstzellen, trabeculären Bau und ein feines reticuläres, capillarreiches Stroma. Die sog. cholangiocellulären Krebse werden hauptsächlich als tubuläre, zuweilen verschleimende Zylinderzellcarcinome mit derb-fibrös-kollagenem Stroma beschrieben und unterscheiden sich nicht von den Carcinomen des extrahepatischen Gallensystems. In fast jeder Darstellung des primären Leberkrebses finden wir beide Formen getrennt aufgeführt; der hepatocelluläre Leberkrebs wird als der weitaus häufigere bezeichnet:

M. Goldzieher (1910) fand ein Verhältnis von hepato- zu cholangiocellulärem Carcinom wie 7:1, M. Yamane (1919) wie 79:21 (ca. 4:1), K. J. Smith (1933) wie 19:6 (ca. 3:1), E. G. Gustafson (1937) wie 39:21 (ca. 2:1), J. Loesch (1937) wie 12:2 (6:1), R. M. Hoyne u. J. W. Kernohan (1947) wie 20:11 (ca. 2:1), C. Berman (1951) wie 56:4 (14:1), W. L. McNamara, W. H. Benner und L. A. Baker (1950) wie 74:26 (ca. 3:1) und C. H. Sanford (1952) wie 35:3 (ca. 12:1). H. Eggel (1901) bezeichnete nur 15% seiner untersuchten Leberkrebse als cholangiocellulär, G. Herxheimer (1930) über 30%, W. A. D. Anderson (1948) und H. J. Schupbach u. R. W. Chappell (1952) nehmen die Häufigkeit des cholangiocellulären Leberkrebses unter 20% sämtlicher Lebercarcinome an. Wir selbst fanden unter 39 histologisch untersuchten Leberkrebsen 8 sog. cholangiocelluläre, das sind ca. 20%.

Wenn auch neuerdings (F. KLAR 1940, C. BERMAN 1951) wie früher übrigens schon von H. ROSENBUSCH (1926), betont wird, daß diese klassische Einteilung der Leberkrebse nicht mehr — wie ursprünglich gedacht — histogenetisch verstanden werden darf, so hält man doch daran fest, weil sie sich als rein morphologische Klassifizierung „bewährt" habe, weist aber unverständlicherweise in der Literatur immer wieder auf die angeblich „grundsätzlichen" Unterschiede beider Carcinomarten hin. Zu den Bemerkungen einiger Autoren über ein angebliches verschiedenes makroskopisches Verhalten dieser beiden Krebsformen, haben wir bereits kritisch Stellung genommen (s. o.). Wir haben nun zu prüfen, ob sich diese Einteilung in morphologisch-histologischem Sinne bewährt und wir, ohne den Dingen Gewalt anzutun, unsere beobachteten Leberkrebse in die beiden genannten Gruppen einordnen können.

Wir müssen jedoch erwähnen, daß bereits die ältere Literatur von zahlreichen Befunden berichtet (K. WEIGERT 1876, F. V. BIRCH-HIRSCH-FELD 1880, WEBER 1900, F. HÄRTEL 1903, A. TSCHISTOWITSCH 1911, 1928, C. DAVIDSON 1912), die nach dem histologischen Bild weder als hepato- noch als cholangiocelluläre Leberkrebse angesprochen werden können bzw. die beide Formen in einer einzigen Geschwulst zutage treten lassen, so daß BIRCH-HIRSCHFELD und WEBER seinerzeit glaubten, eine gleichzeitige Entstehung des Krebses aus Leber- und Gallengangszellen annehmen zu müssen. Ähnliche, nicht in das klassische Schema passende Leberkrebse sind ferner von F. ORSOS (1930), G. KAHLAU (1937) und R. JAFFÉ (1947), dann aber vor allem in der ausländischen Literatur von B. G. CANTELE (1931), E. TRIZZINO (1938), L. CONDORELLI (1933) und von zahlreichen anglo-amerikanischen Autoren (H. G. WELLS 1901, J. H. H. PIRIE 1921, A. H. MCINDOE 1928, H. KOSTER u. L. P. KASMAN 1932, E. G. GUSTAFSON 1937, C. BONNE 1937, J. EWING u. R. M. CUNNINGHAM 1943, W. N. WARVI 1944, W. R. FEASBY 1945, R. M. HOYNE u. J. W. KERNOHAN 1947, W. A. D. ANDERSON 1948, R. A. WILLIS 1948, R. A. ALLEN u. J. R. LISA 1949, K. E. LEMMER 1950, C. BERMAN 1951, H. J. SCHUPBACH u. R. B. CHAPPELL 1952, H. A. EDMONDSON u. P. E. STEINER 1954) beschrieben worden. Letztere unterscheiden neben den beiden klassischen Typen noch „mixed-", „combined-", „intermediate-", „du-plex-Types", „hepatobiliary Carcinoma" und „Cholangiohepatome". E. BERSCH fand sogar inmitten eines einwandfreien sog. cholangiocellu-lären Carcinoms Partien rein hepatocellulären Charakters, und M. GOLD-ZIEHER umgekehrt zylinderzelliges Adenocarcinom in einem hepato-cellulären Krebs. Dieses in der Literatur und auch von uns (s. u.) häufig beobachtete Durcheinander der beiden Leberkrebstypen weist schon dar-auf hin, daß die Einteilung in hepato- und cholangiocelluläre Carcinome auch als morphologisch-histologisches Einteilungsprinzip keineswegs glücklich gewählt ist. Abgesehen davon, daß mit dieser Namensgebung doch meist histogenetische Vorstellungen verbunden werden, wovor bereits F. ORSOS warnte, erwecken wir hiermit auch den Eindruck, als handele es sich beim primären Leberkrebs um zwei grundsätzlich verschiedene, einmal das Aussehen der Leber, das andere Mal das der Gallengänge nachahmende Geschwülste.

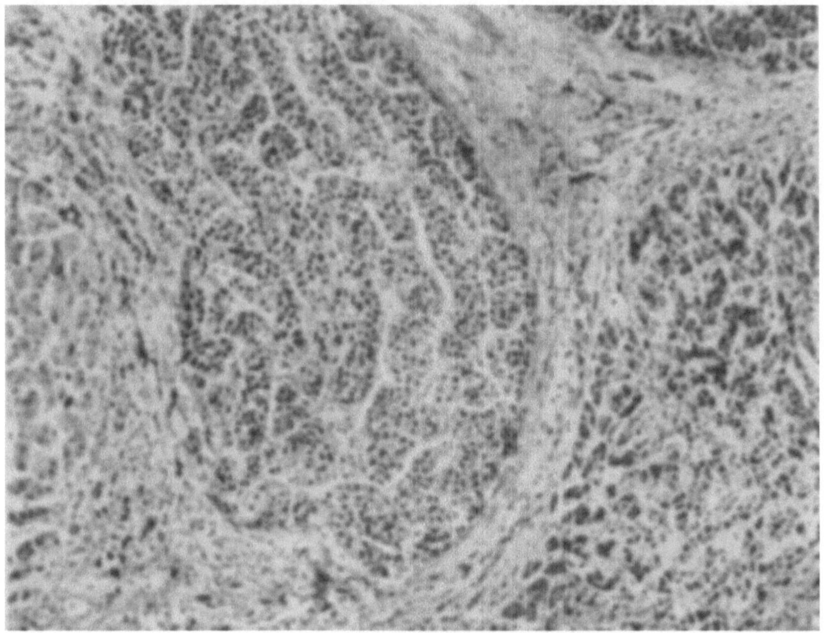

Abb. 1. S. 516/53, 67jährig, ♂ *Primärer* (hepatocellulärer) *Leberkrebs* bei *Pigmentcirrhose*. Trabeculärer Bau, capillarreiches, reticuläres Stroma. Geringe Zellpolymorphie. Große Ähnlichkeit mit Leberzelladenom oder Hepatom. (H. E., schwache Vergrößerung.)

Abb. 1 zeigt uns das klassische, ausgereifte, sog. hepatocelluläre Lebercarcinom auf dem Boden einer Pigmentcirrhose. Wir erkennen deutlich das umschriebene, nesterartige Wachstum, die großen plasmareichen, trabeculär angeordneten Geschwulstzellen mit dem feinen reticulären und capillarreichen Stroma. Die Ähnlichkeit mit dem (gutartigen) Leberzelladenom oder Hepatom ist unverkennbar und daher für *diese* Kategorie der Name ,,malignes Adenom'' (H. RIBBERT) oder ,,malignes Hepatom'' (K. YAMAGIWA, F. ORSOS) nicht schlecht. Oft bereitet es wirklich Schwierigkeiten, einen derartig ausgereiften hepatocellulären Krebs von einem gutartigen Leberzelladenom zu unterscheiden (E. MARCKWALD 1896, B. FISCHER- WASELS 1903, H. SCHMIDT 1944, H. A. EDMONDSON u. P. E. STEINER 1954), zumal in cirrhotischen Lebern beide Geschwülste

nicht selten nebeneinander oder ineinander übergehend, beobachtet werden (K. YAMAGIWA, G. HERXHEIMER). Da diese ausgereiften Krebse nur
wenige Mitosen und geringe, oft kaum wahrnehmbare Zellpolymorphie
zeigen, erkennt man ihren bösartigen Charakter zuweilen nur an Gefäß-
einbrüchen oder an den bereits vorhandenen Metastasen. Die Zellen
dieses „malignen Hepatoms" zeigen alle Eigenschaften der Leberzellen,

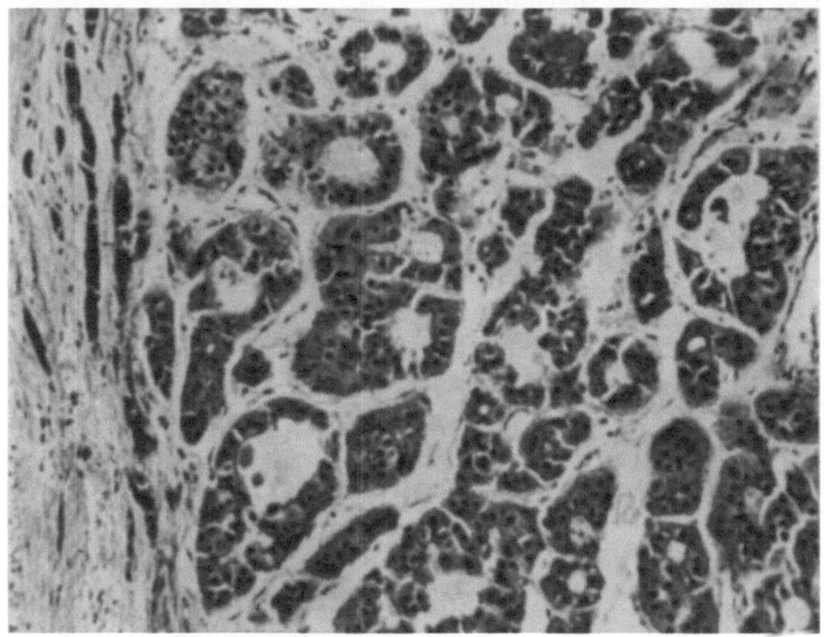

Abb. 2. S. 679/44, 82jährig, ♀ *Primärer* (hepatocellulärer) *Leberkrebs* bei atrophischer *Cirrhose*. Tubulärer Bau, Krebszellen noch deutlich leberzellähnlich. Reticuläres Stroma. Auch
hepatocelluläres Adenocarcinom genannt. (H. E., mittlere Vergrößerung.)

sie enthalten Fett (F. ORSOS), Glykogen (O. LUBARSCH), oft auch Galle
und Eisenpigment (E. SCHWALBE 1901, E. BERSCH). R. HOFFMANN (1928)
konnte bei seinen Fällen kein Eisenpigment nachweisen, ebenso H. A.
EDMONDSON u. P. E. STEINER nicht. F. ORSOS unterscheidet an den
carcinomatösen Leberzellen einen äußeren, den Gefäßen anliegenden
metabolisch-inkretorischen Pol, der sehr oft eine Fettvacuole enthält und
einen inneren sekretorischen, Galle sezernierenden Pol, als Ausdruck
einer strukturell-funktionellen Bipolarität. In der Färbbarkeit unterscheiden sich die Krebszellen mehr oder weniger von den umliegenden
Leberzellen, meist sind sie dunkler und basophiler, was J. BÖHM (1932)
auf Glykogenmangel zurückführte[1], seltener heller und acidophiler. Das

---

[1] Zur Frage der sog. „dunklen Leberzellen" siehe KETTLER, L. H.: Erg. Path. **37,**
79 (1954).

Stroma des hepatocellulären Krebses ahmt das reticuläre Leberbinde-
gewebe nach, doch fehlen im Carcinomknoten bis auf geringe Reste, die
durch Silberimprägnation darstellbaren Fibrillen (siehe auch F. ORSOS).
Die außerordentlich zahlreichen Capillaren zeigen KUPFFERsche Sternzellen (K. WEGELIN, V. MIROLUBOW, E. KAUFMANN, G. HERXHEIMER,
R. A. ALLEN u. J. R. LISA, C. BERMAN, G. HARTMANN, H. BEHRENS),

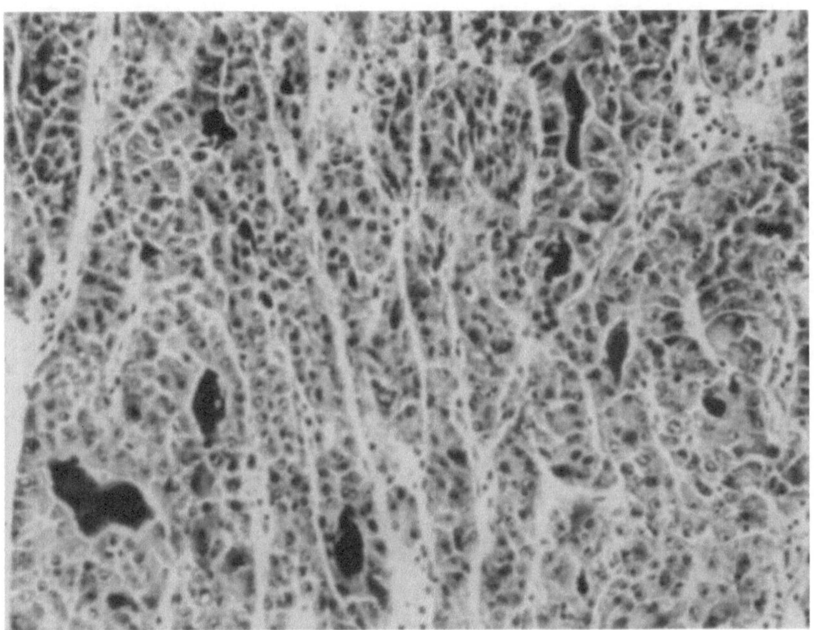

Abb. 3. Hoga S. 36/50, 68jährig, ♂ Nebennierenmetastase eines primären (hepatocellulären)
Leberkrebses bei Lebercirrhose. Gallebildung in drüsenartigen Lichtungen. Trabeculärer
Bau, reticuläres Stroma. (H. E., mittlere Vergrößerung.)

die V. MIROLUBOW u. H. BEHRENS auch im Stroma der Metastasen
beobachtet haben wollen. O. LUBARSCH dagegen hielt die Bildung von
Sternzellen in Metastasen für unmöglich, auch R. HOFFMANN u. K. WERBE
stehen diesen Beobachtungen kritisch gegenüber.

Das eben beschriebene, völlig ausgereifte Lebercarcinom („maligne
Hepatom"), das als klassischer Vertreter der hepatocellulären Krebse
bezeichnet werden muß, ist in unserem Material keineswegs häufig, wir
finden es in nur 8 von 39 Fällen.

Eine recht häufige Variation dieses einfachsten Typs der hepatocellulären Carcinome stellen drüsenähnliche Formationen (Pseudotubuli,
Rosettenbildungen, K. YAMAGIWA, I. GREINACHER) dar (Abb. 2). K. YA-
MAGIWA wie auch G. KIKA betrachten sie als Nachahmungen von Gallengängen, B. FISCHER-WASELS und G. HERHXEIMER (1902) ordneten diese

Formen zunächst sogar irrtümlicherweise den sog. cholangiocellulären Krebsen zu. Wir selbst können in diesen Tubulibildungen nur den Ausdruck einer ungewöhnlich starken Variationstendenz der undifferenzierten Leberzelle sehen. E. OPIE (1944) bezeichnete diese Abart, die dem Bild der menschlichen Leber kaum noch ähnelt, als *Adenohepatom*[1].

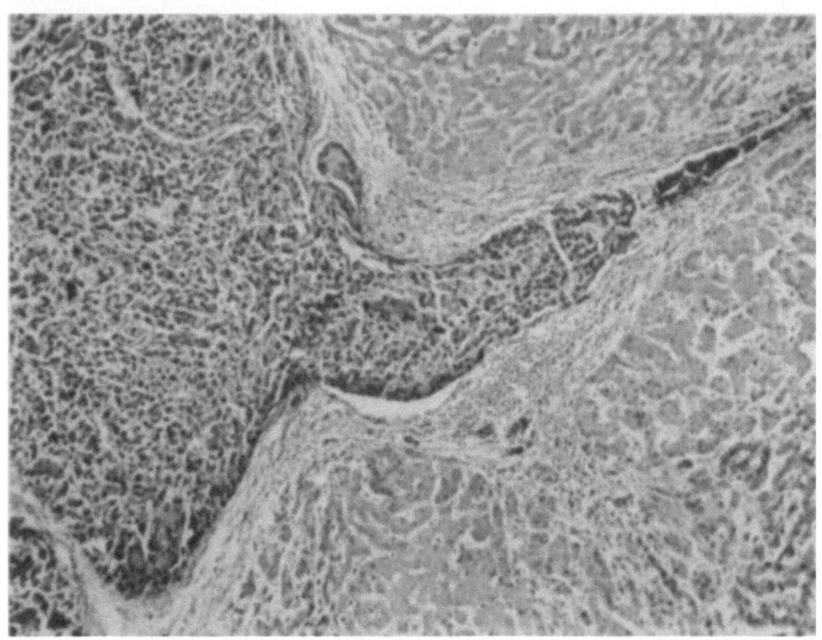

Abb. 4. S. 539/53, 51jährig, ♂ Primärer (hepatocellulärer) Leberkrebs bei grobknotiger, hypertrophischer Lebercirrhose. Stärkere Zellpolymorphie, Riesen- und mehrkernige Zellen. Einwachsen in ein längsgetroffenes Blutgefäß. (H. E., schwache Vergrößerung.)

Fett- und Gallegehalt der Krebszellen können stark variieren. *Abb. 3* zeigt ein Lebercarcinom mit starker Gallepigmentbildung. Neben soliden Zellsträngen und -schläuchen finden sich drüsige Formationen mit Galle. Auch die Metastasen dieser Krebse sind oft gallehaltig (siehe Abb. 3, Nebennierenmetastase!). Gallehaltige Leberkrebse sind in der Literatur häufig beschrieben worden, so bereits von M. B. SCHMIDT (1897), E. BOCK (1883) (dem der Biliverdin-Nachweis in einer Metastase gelang), A. HELLER (1895), H. EGGEL (1901), A. THEODOROW (1908), M. LISSAUER (1910), E. BERSCH (1924), A. TSCHISTOWITSCH (1928) und G. HERXHEIMER (1930), wie auch gallehaltige Metastasen seit langem be-

---

[1] H. ELIAS (Acta hepatol. **3,** 1, 1955) zieht hier Vergleiche zu den normalen Leberstrukturen anderer Tierarten, die in diesen Carcinomformen des Menschen andeutungsweise, gleichsam als „Rückschlag ins Ahnenerbe", nachgeahmt werden.

kannt sind (A. HELLER 1895, O. LUBARSCH 1904, M. LISSAUER 1910,
J. CATSARAS 1922, R. HOFFMANN 1928, N. TAKIZAWA 1934, E. PUCCI-
NELLI 1938 u. a.).

Das Auftreten von Galle in den Metastasen des Leberkrebses wurde
von R. HOFFMANN (1928) als Beweis für die Produktion des Gallefarb-
stoffes in den *Leberzellen* selbst angesehen (O. MINKOWSKI 1886, B.

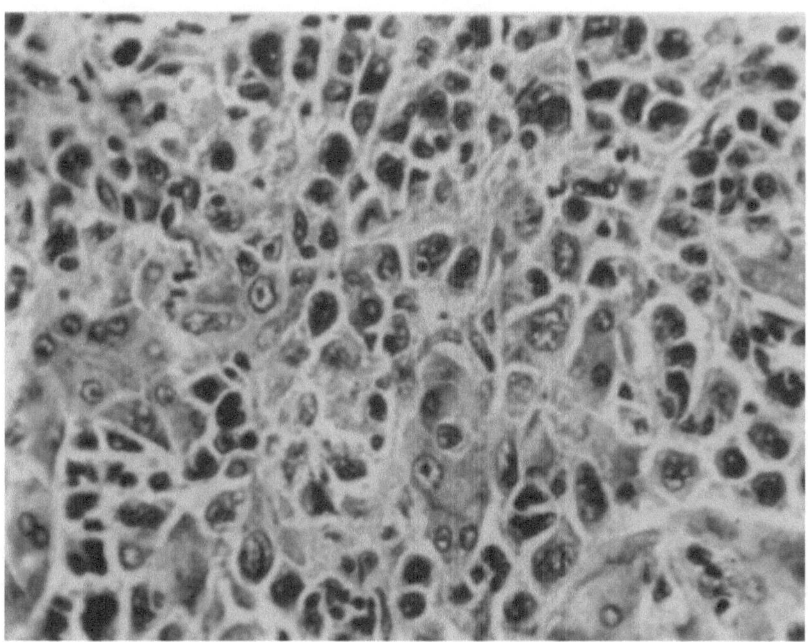

Abb. 5. S. 570/52, 64jährig, ♀ Primärer groß- und polymorphzelliger, undifferenzierter
(anaplastischer) Leberkrebs. Keine Lebercirrhose. Hochgradige Zell- und Kernpolymorphie.
Keine Ähnlichkeit mit Lebergewebe. Cave Verwechslung mit großzelligem Sarkom. (H. E.,
starke Vergrößerung.)

NAUNYN 1886, 1904, E. STADELMANN 1891, 1896, F. FISCHLER 1925,
E. MELCHIOR, F. ROSENTHAL u. H. LICHT 1926, A. J. N. HOLMER 1929)
entgegen den Auffassungen von McNEE (1913), G. LEPEHNE (1917),
L. ASCHOFF (1922, 1932) und N. TAKIZAWA (1934), welche die Galleproduktion dem reticuloendothelialen System zuschreiben. Auch heute
„ist die viel studierte Frage nach dem Ort der Gallenfarbstoffbildung
noch nicht endgültig entschieden" (N. HENNING 1951). Als Hauptbil-
dungsstätte muß aber wohl die Leberzelle angesehen werden (siehe Ex-
perimente am leberlosen Hund von E. MELCHIOR, F. ROSENTHAL und
H. LICHT), wenngleich auch daneben eine geringere extrahepatische
Gallenfarbstoffbildung im RES nachgewiesen wurde (A. BICKEL 1923,
J. MAKINO 1924, FR. C. MANN u. MAGATH 1924). F. BÜCHNER (1950)
gibt der extrahepatischen Gallenfarbstoffbildung den Vorzug. Wir sind

nicht der Ansicht, daß diese Frage durch das Auftreten von Galle in Leberkrebsmetastasen geklärt werden kann. Da die Metastasen das gleiche reticuläre Stroma wie der Primärkrebs in der Leber aufweisen, kommen theoretisch auch hier beide Möglichkeiten der Gallenfarbstoffbildung in Frage. Nach G. HARTMANN (1950) erfolgt diese jedoch nur in Zusammenarbeit von Leberzelle *und* Reticuloendothel.

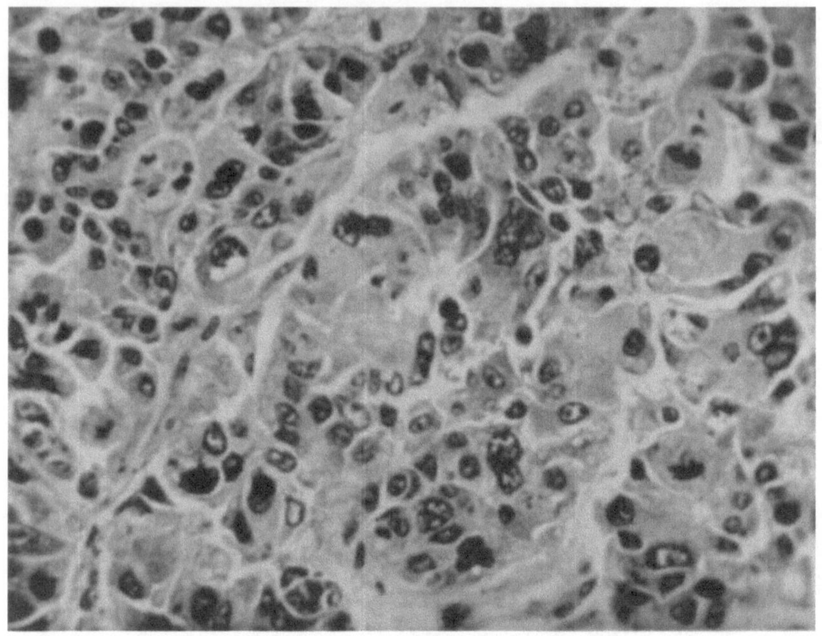

Abb. 6. Hoga S. 89/52, 75jährig, ♀ Primärer groß- und groteskzelliger Leberkrebs, Keine Lebercirrhose. Höchster Grad der Verwilderung. Zahlreiche Mitosen, Riesenzellen. Keine Ähnlichkeit mit Leberzellen. (VAN GIESON, starke Vergrößerung.)

Haben wir bisher die reinen leberzellartigen (hepatomähnlichen) Leberkrebse und seine drüsigen Abarten betrachtet, so wenden wir uns jetzt den weniger ausdifferenzierten, nicht mehr leberzellähnlichen Formen zu, die u. E. völlig zu Unrecht „hepatocellulär" genannt werden. Sie machen in unserem Material die Mehrzahl der beobachteten Leberkrebse aus (45%).

E. BERSCH (1924) versuchte seinerzeit am Beispiel dieser weniger differenzierten Leberkrebse den Gang der vermeintlichen „Ent"differenzierung nachzuweisen. Er unterschied eine *chemische* Entdifferenzierung, die zunächst zum Schwinden der Galleproduktion führen sollte, als nächstes zum Schwinden der Glykogenbildung und zuletzt des Fett-, Eisen- und Eiweißstoffwechsels, ferner eine *morphologische* Entdifferenzierung und schließlich eine *organisatorische*, die nacheinander Aufhebung des Läppchenbaues, der Bälkchenstruktur und des Capillarendothels zeige. V. MIROLUBOW (1912) hatte sogar eine *chronologische* Reihenfolge der

„Ent"differenzierung aufgestellt, danach sollten zunächst Kernveränderungen, dann grobe Körnelung des Protoplasmas und endlich Fettinfiltration als Zeichen der krebsigen Umwandlung auftreten.

Abb. 4 stellt einen Leberkrebs dar, der bei weitem schon nicht mehr so stark ausdifferenziert ist, daß man ihn mit einem gutartigen Hepatom verwechseln könnte, ganz abgesehen von dem breiten Einbruch in einen

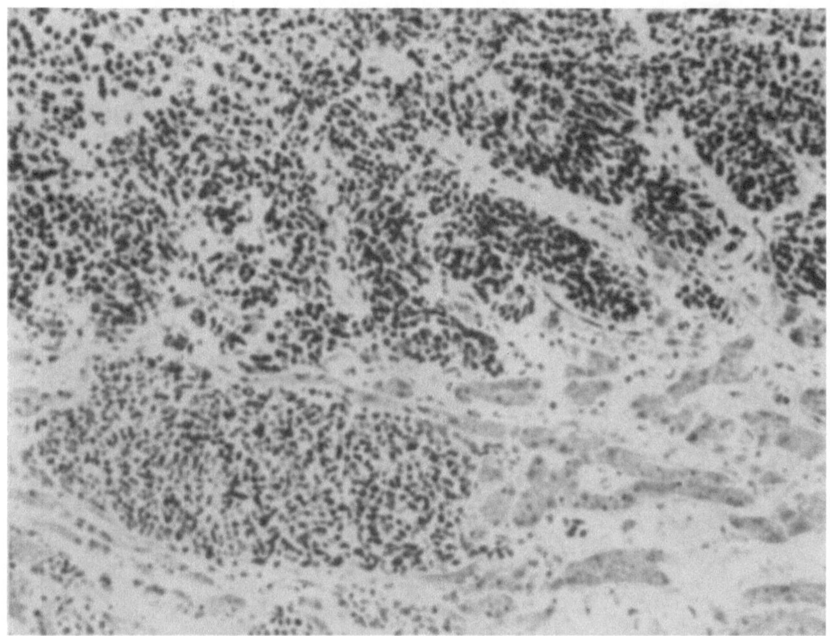

Abb. 7. S. 13/51, 46jährig, ♂ Primärer undifferenzierter kleinzelliger Leberkrebs. Keine Lebercirrhose. Cave Verwechslung mit kleinzelligem Bronchialkrebs oder Sarkom. In den Randbezirken noch angedeuteter trabeculärer Bau. Gewicht der Leber 3050 g. (H. E., mittlere Vergrößerung.)

längsgetroffenen Pfortaderast. Der strang- und schlauchartige Bau ist hier schon nicht mehr recht zur Entwicklung gekommen. Wir sehen ein wirres Durcheinander von sehr ungleich großen Zellen, die, obwohl noch recht protoplasmareich, nicht mehr den Leberzellen gleichen. Nur das feine capillarreiche reticuläre Stroma erinnert noch an Lebergewebe. Auffallend sind bereits bei dieser schwachen Vergrößerung die zahlreichen großen Zellen sowie vereinzelte Riesenzellen. *Abb. 5 und 6* zeigen noch weniger differenzierte, ja eigentlich schon völlig *un*differenzierte *groß*- bis groteskzellige Leberkrebse, die jede Ähnlichkeit mit Lebergewebe verloren haben und die bereits häufiger Anlaß zu Verwechslungen mit unreifen, verwilderten Sarkomen (siehe auch R. JAFFÉ 1947) gaben. Beachten wir in Abb. 6 besonders die zahlreichen pathologischen Mitosen, die ungeheure Kern- und Zellpolymorphie von kleinen, fast nacktkernigen

bis zu protoplasmareichen riesigen „Gebilden", ferner die großen hyperplastischen Endothelzellen und den gänzlich regellosen, jeder Struktur
entbehrenden Bau.

Diese Formen sind keineswegs selten, schon in der älteren Literatur
von H. EGGEL (1901), K. WEGELIN (1905), M. GOLDZIEHER u. Z. v. BOKAY
(1911), S. SALTYKOW (1912), B. HUGUENIN (1912), A. TSCHISTOWITSCH

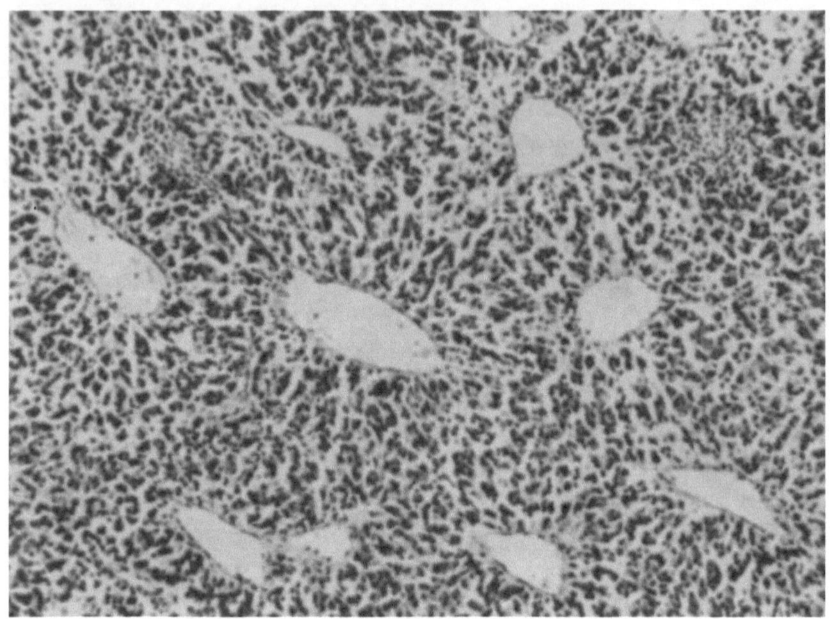

Abb. 8. S. 25/52, 84jährig, ♀ Primärer undifferenzierter kleinzelliger Leberkrebs. Keine
Lebercirrhose. Trabeculärer Bau. Rosettenartige Anordnung der Krebszellen um die stark
erweiterten Capillaren. (H. E., schwache Vergrößerung.)

(1928), G. HERXHEIMER (1930), K. WERBE (1932) u. a. beschrieben,
in der neueren Literatur vor allem von R. JAFFÉ (1947), R. A. ALLEN
u. J. R. LISA (1949), C. BERMAN (1951) und H. A. EDMONDSON u. P. E.
STEINER (1954). BERMAN konnte in einzelnen Riesenzellen bis zu 30
Kerne zählen.

Neben den undifferenzierten großzelligen Leberkrebsen müssen besonders die undifferenzierten *kleinzelligen* hervorgehoben werden. *Abb. 7
und 8* demonstrieren 2 typische Vertreter. In Abb. 7 wurden periphere
Abschnitte des fingerartig vorwachsenden Tumors aufgenommen, um an
dem angedeuteten trabeculären Wachstum zu zeigen, daß es sich hierbei
wirklich noch um einen Leber*krebs* und nicht etwa um ein Lebersarkom
handelt. An der Carcinomnatur dieser Tumoren ist aber nicht zu zweifeln,
wir konnten bei 6 von uns beobachteten kleinzelligen Leberkrebsen

sämtliche Übergänge bis zum typischen hepatomartigen Krebs verfolgen. Kleinzellige Leberkrebse wurden ebenfalls von M. GOLDZIEHER (1928) und von P. KOTLJARTSCHUK (1930) beschrieben. Sie weisen häufig ausgedehnte Nekrosen auf und ihre Unterscheidung von kleinzelligen *Lungen*krebsen kann u. U. beim Vorliegen größerer Lungenmetastasen außerordentlich schwierig, wenn nicht unmöglich werden. Unsere 6 in

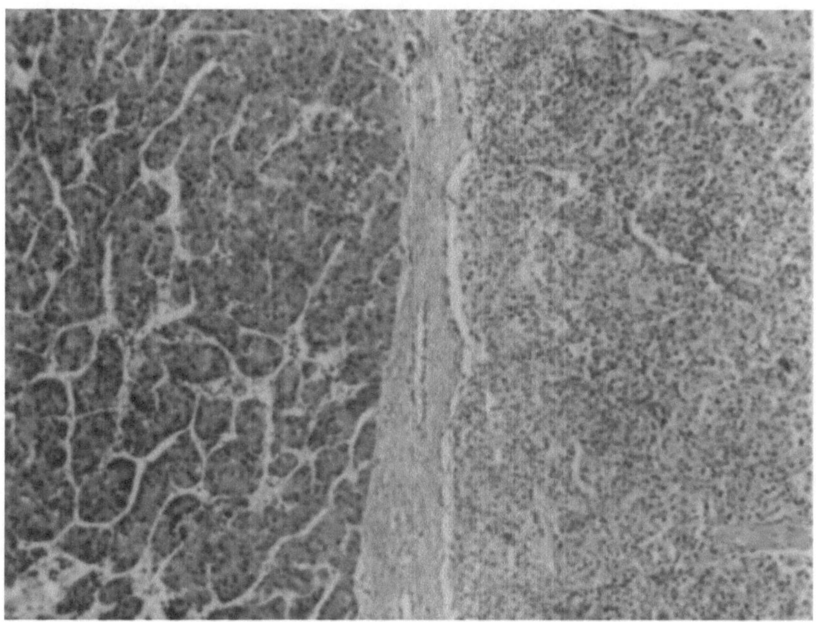

Abb. 9. S. 487/53, 67jährig, ♂ Primärer (hepatocellulärer) Leberkrebs bei Lebercirrhose. Neben dunkleren hepatomartigen Abschnitten, auffallend helle, nicht leberzellähnliche Geschwulstpartien. (H. E., schwache Vergrößerung.)

diese Kategorie aufgenommenen Fälle waren frei von größeren Lungenmetastasen, ein 7. Fall mußte jedoch aus genannten Gründen, wegen nicht weiter zu klärender Differentialdiagnose ausgeschieden werden. Abb. 8 zeigt eine auffallende rosettenartige Anordnung der Krebszellen um die maximal erweiterten Capillaren.

Zuweilen fallen die Krebszellen auch durch ein sehr helles Aussehen auf (G. HERXHEIMER), das durch erhöhten Gehalt an Fetten oder Lipoiden sowie auch durch eine gewisse vakuolige Degeneration hervorgerufen werden kann. *Abb. 9* zeigt im gleichen Leberkrebs neben reinen hepatomartigen Abschnitten, Partien aus hellen, wabigen Krebszellen. Auch *Abb. 10* läßt deutliche vacuolige und verfettete Bezirke neben eigentümlich wabigen, fast hypernephroid (W. L. McNAWARA, W. H. BENNER u. L. A. BAKER 1950) anmutenden Carcinompartien erkennen. Diese

Leberkrebse sind in der Literatur, namentlich wenn das wabige Zellbild vorherrschend war, bereits des öfteren mit echten hypernephroiden Geschwülsten verwechselt worden (siehe hierüber G. HERXHEIMER). Es besteht nach unseren Erfahrungen kaum Veranlassung die von A. PEPERE (1902), B. DE VECCHI (1904) und M. HIRSCHLER (1912) veröffentlichten Tumoren als primäre Hypernephrome der Leber zu deuten. K. HORN (1929)

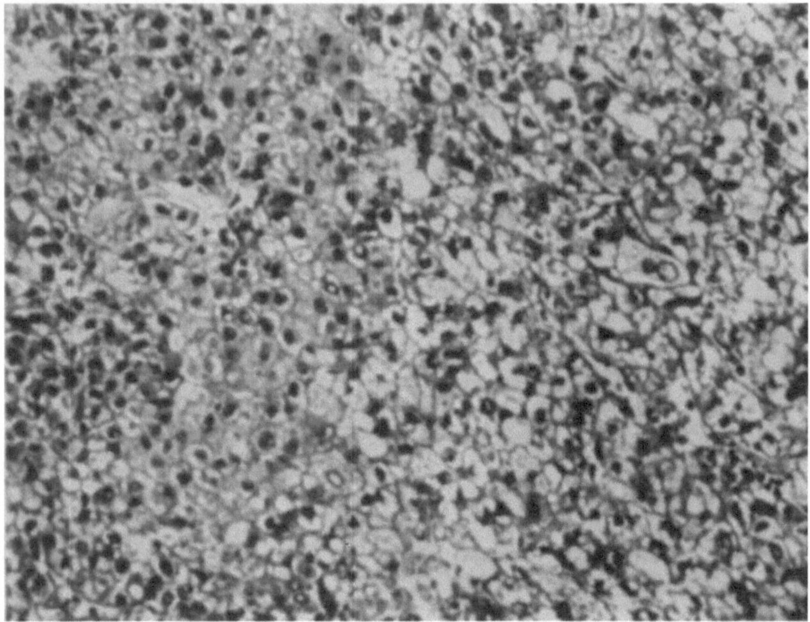

Abb. 10. S. 669/50, 59jährig, ♂ Primärer „hypernephroider" Leberkrebs bei Lebercirrhose. Stark verfettete Bezirke neben größeren wabigen Krebszellen. Reticuläres Stroma. (H. E. mittlere Vergrößerung.)

nennt eine ähnliche, von ihm beschriebene Geschwulst, „primäres Carcinom der Leber von hypernephroidem Bau" und läßt die Frage, ob Hypernephrom oder Lebercarcinom, offen. Das neuerdings von K. INAMA (1948) dargestellte Hypernephrom der Leber wird zu Recht von W. WEPLER (1949) angezweifelt, auch wir denken hierbei weit eher an ein primäres Lebercarcinom von hypernephroidem Bau. Der von G. PATRASSI (1932) publizierte Fall ist nicht hierher zu rechnen, da bei diesem gutartigen Adenom mit Knochenbildungen ein Mischtumor angenommen werden muß.

    Als besonders erwähnenswert berichten B. HIPPEL (1910) und H. ROSENBUSCH (1926) über das Vorkommen von *Hornperlen* in Leberkrebsen, wir selbst konnten derartige Bildungen in keinem Fall beobachten.

    Sämtliche bisher von uns aufgeführten Variationen des primären Leberkrebses zeigen als *einziges* Gemeinsame ein zartes, reticuläres und capillarreiches Stroma, weshalb sie — obwohl histologisch sehr verschieden aussehend und nur in seltenen Fällen eine gewisse Ähnlichkeit mit Leberzellen darbietend — in der Literatur unter dem gleichen Namen des „hepatocellulären" Leberkrebses zusammengefaßt werden. Wir können diese Namensgebung vom rein morphologisch-histologischen Standpunkt aus nicht als gerechtfertigt ansehen.

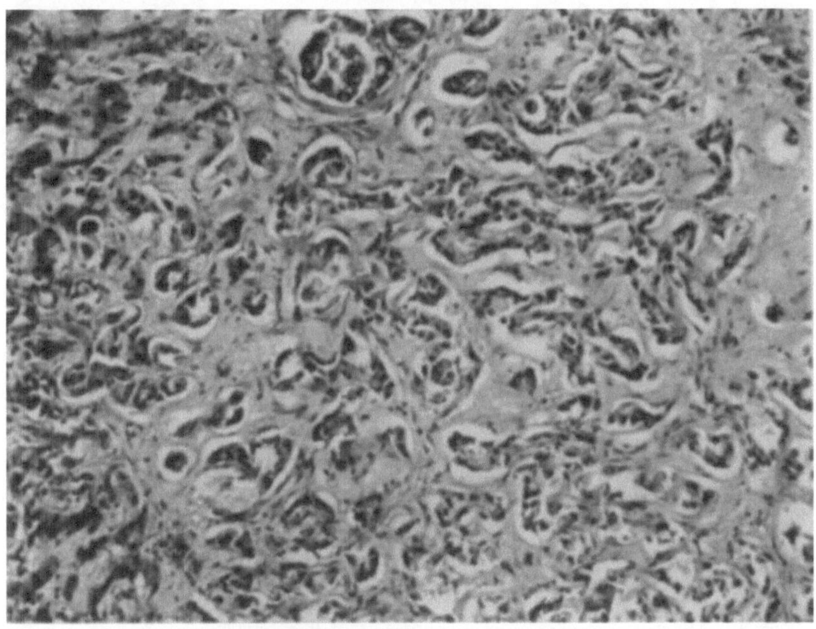

Abb. 11. S. 326/54, 60jährig, ♂ Primärer Leberkrebs: Tubuli bildendes Zylinderzellcarcinom mit fibrös-kollagenem Stroma (sog. cholangiocellulärer Leberkrebs). Keine Lebercirrhose. (H. E., mittlere Vergrößerung.)

Abb. 11 stellt ein Adenocarcinom der Leber mit derb-fibrös-kollagenem Stroma dar, also jene Form des primären Leberkrebses, die landläufig als „*cholangiocelluläres*" Lebercarcinom bezeichnet wird und die uns unter 34 Leberkrebsen 8mal begegnete. Gewiß mögen „drüsige" Bildungen rein äußerlich mehr Ähnlichkeit mit Gallengängen als mit Leberzellformationen haben, obwohl wir nicht vergessen dürfen, daß auch hepatocelluläre Leberkrebse drüsige Formationen bilden können (s. o.), aber wir glauben uns nicht berechtigt, allein hieraus einen grundsätzlichen Unterschied dieser Krebsart zu den früher besprochenen Lebercarcinomen abzuleiten. Wir können auch nicht anerkennen, daß das fibrös-kollagene Stroma dieser Krebsform uns hierzu ein Recht gibt, ist es doch bei anderen Organkrebsen, die sowohl in cirrhöser wie medullärer Form auftreten (Magen, Mamma usw.), auch nicht üblich, aus dem

Köhn, Der primäre Leberkrebs   4

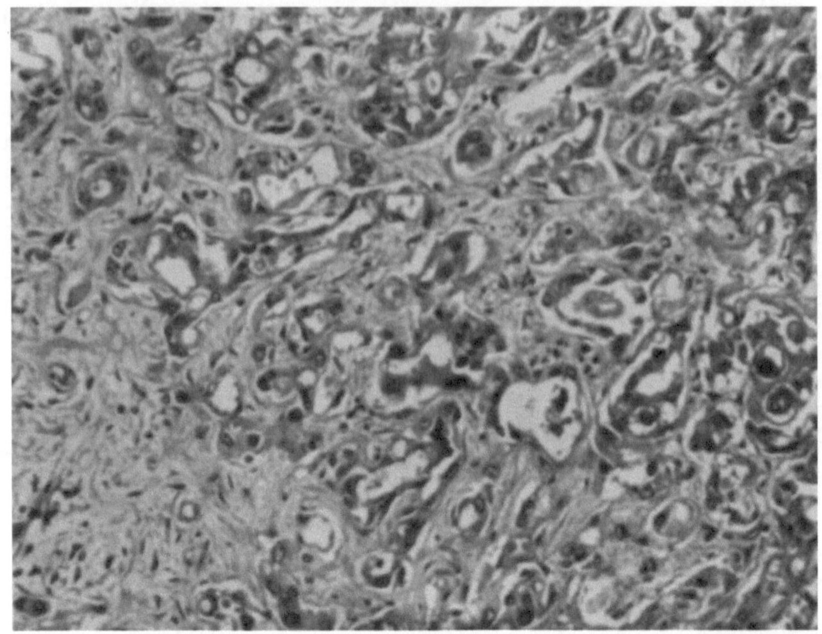

Abb. 12. S. 25/42, 72jährig, ♀ Primärer Leberkrebs: Adenocarcinom mit derb-fibrös-kollagenem Stroma. Keine Lebercirrhose. Tubuli erinnern durch große Zellen gering an Adenohepatom (Abb. 2). (H. E., mittlere Vergrößerung.)

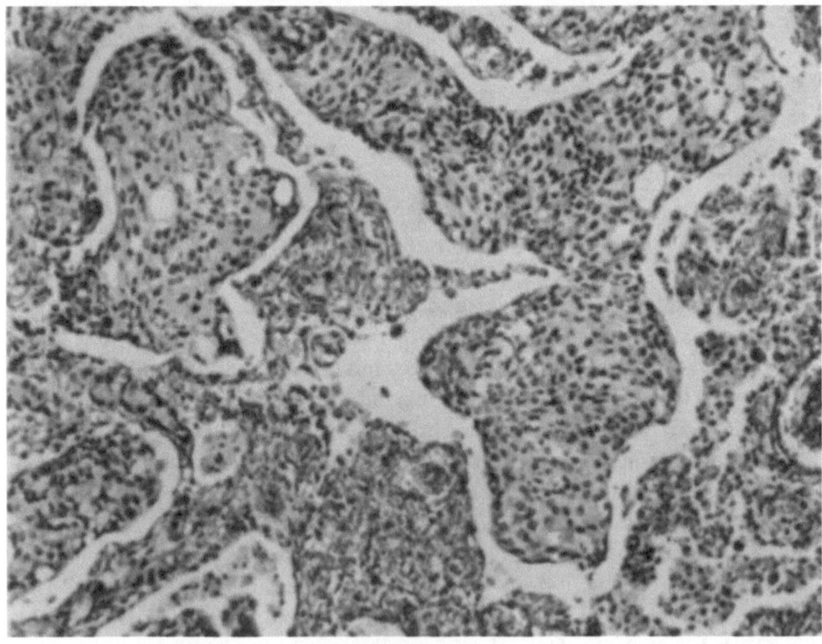

Abb. 13. S. 25/42, 72jährig, ♀ Lungenmetastase des in Abb. 12 dargestellten Adenocarcinoms der Leber. Rein hepatocelluläres Aussehen, reticuläres, capillarreiches Stroma. Beachte das völlig andere Zell- und Stromaverhalten des Primärtumors. (H. E., mittlere Vergrößerung.)

verschiedenen Stromaverhalten grundsätzliche, in der Namensgebung zum Ausdruck kommende Trennungen der einzelnen ,,Spielarten'' durchzuführen. *Abb. 12* zeigt ebenfalls einen drüsigen Leberkrebs mit fibröskollagenem Stroma, bei dem jedoch eine gewisse Ähnlichkeit der Drüsenzellen mit den Krebszellen des in Abb. 2 dargestellten ,,Adeno-Hepatoms'' auffällt und der in seiner Lungenmetastase *(Abb. 13)* das Bild des

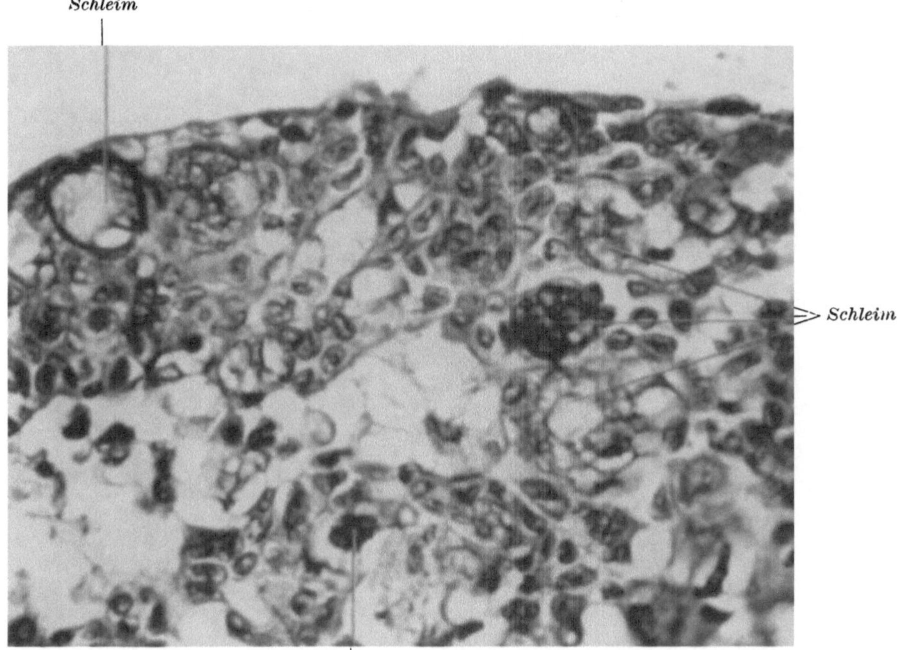

Abb. 14. S. 438/49, 67jährig, ♀ Primärer *schleimbildender* (hepatocellulärer!) Leberkrebs. Keine Lebercirrhose. Reticuläres Stroma. Mucikarminfärbung positiv. (H. E., starke Vergrößerung.)

reinen hepatocellulären Carcinoms mit feinem reticulärem Stroma bietet. Diese Tatsache beweist, daß zwischen beiden klassischen Formen des primären Leberkrebses keine grundsätzlichen Unterschiede bestehen können. Wir haben bereits erwähnt, daß ähnliche Beobachtungen auch von E. BERSCH und M. GOLDZIEHER gemacht wurden. Selbst das relativ häufige Auftreten von Schleim in diesen Adenocarcinomen mit fibrösem Stroma (H. BONNET 1902, B. FISCHER-WASELS, E. BERSCH, G. HERXHEIMER u. a.) kann nicht als Beweis dienen, daß diese Formen grundsätzlich von den Leberzellkrebsen zu trennen sind. Wir konnten in 3 soliden Lebercarcinomen mit reticulärem Stroma ebenfalls Schleimbildung feststellen *(Abb. 14)*, wie auch von K. LANDSTEINER (1907) beschrieben wurde. E. Sjövall (1910) leitete diese schleimbildenden hepatocellulären Krebse von jugendlichen Zellen ab, die „gleichzeitige Kennzeichen der Leberzellen und der Gallengangsepithelien" besäßen.

Wir müssen betonen, daß wir kaum sog. cholangiocelluläre Leberkrebse, also drüsige Carcinome mit fibrös-kollagenem Stroma, angetroffen haben, die nicht im gleichen Carcinomknoten auch einwandfreie solide

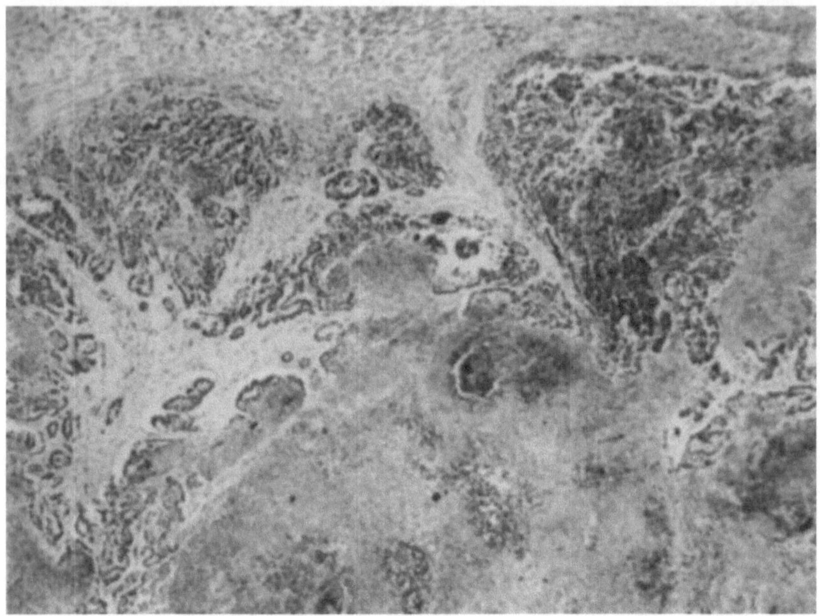

Abb. 15. S. 294/52, 80jährig, ♂ Primärer Leberkrebs. Mischtyp. Rechts undifferenziertes kleinzelliges Carcinom mit reticulärem Stroma. Links Adenocarcinom mit fibrös-kollagenem Stroma. Ausgedehnte Nekrosen. (H. E., Übersicht.)

Partien mit reticulärem, capillarreichem Stroma, also — wenn man so will — eindeutige hepatocelluläre Abschnitte gezeigt hätten. Wir haben den Eindruck, daß der sog. cholangiocelluläre Leberkrebs fast stets als Mischtyp, als „Hepatocholangiom" (W. N. Warvi) angetroffen wird, sofern es sich wirklich um einen primären Leberkrebs und nicht etwa um ein Carcinom der intrahepatischen Ductus hepatici handelt.

Abb. 15 zeigt neben einem deutlich erkennbaren kleinzelligen Leberkrebs mit zartem reticulärem Stroma und ausgedehnten Nekrosen auf der linken Bildseite ein echtes tubuläres Zylinderzellcarcinom mit fibrös-kollagenem Stroma. Der Übergang des hepatocellulären Typs in den sog. cholangiocellulären ist deutlich. Wir nehmen an, daß der sog. cholangiocelluläre Krebs sich aus dem hepatocellulären entwickelt hat, da ein reticuläres Stromagewebe wohl allmählich fibrös-kollagen umgewandelt

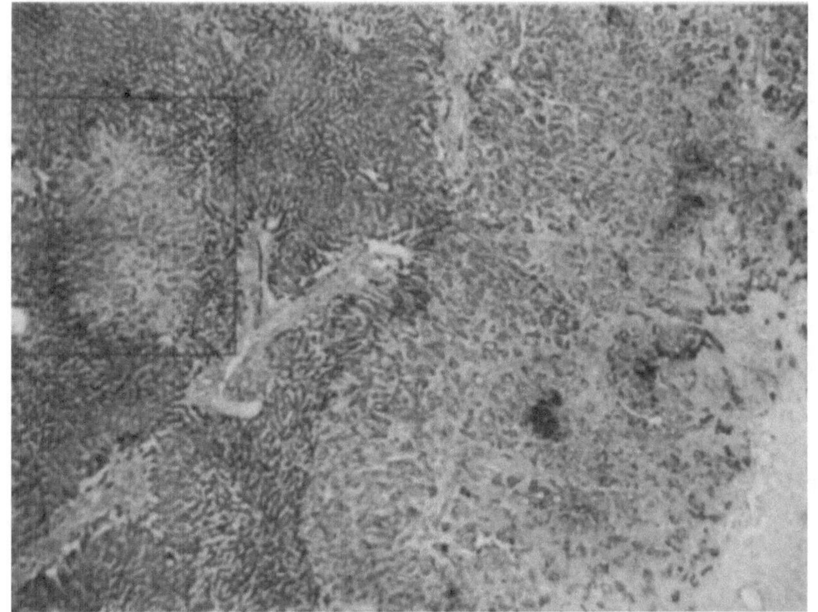

Abb. 16. S. 408/31, 73jährig, ♂ Primärer Leberkrebs: Adenocarcinom mit fibrös-kollagenem Stroma. Keine Lebercirrhose. Links im Lebergewebe kleiner Krebsknoten vom Misch- bzw. Übergangstyp. (H. E., Übersicht.)

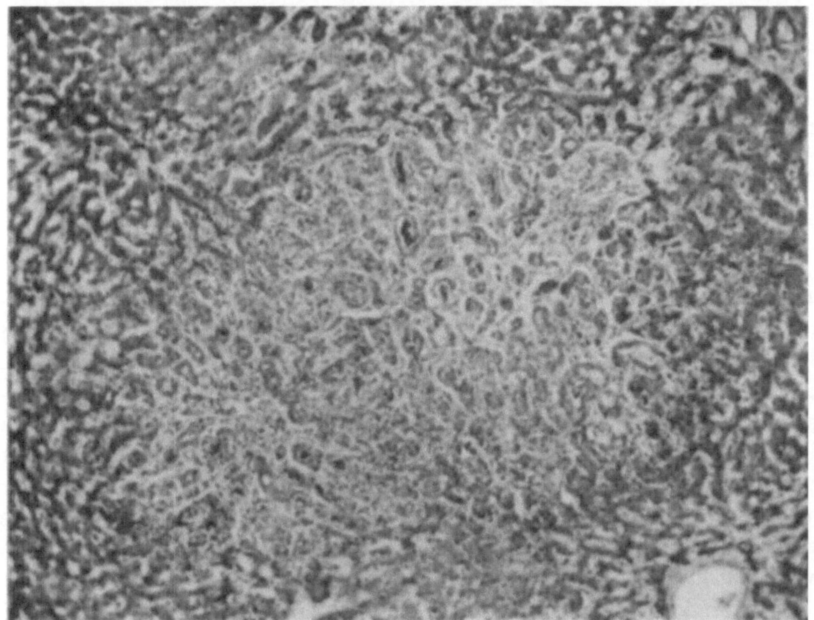

Abb. 17. S. 408/31, 73jährig, ♂ Ausschnitt aus Abb. 16. Krebsknoten mit hepatomartigen Bezirken von trabeculärem Bau und mit reticulärem Stroma neben beginnendem Adenocarcinom mit fibrös-kollagenem Stroma. (H. E., schwache Vergrößerung.)

werden kann, jedoch nicht umgekehrt, weil dem fibrösen Bindegewebe
wohl kaum noch entwicklungsfähige Potenzen innewohnen dürften. Unter der Umwandlung des mesenchymalen Stromas vom reticulären zum
fibrösen Bau, dürfte es, wenn wir die Versuche von L. DOLJANSKI u.
F. C. ROULET (1934) sowie die Ansichten von G. HARTMANN (1950)
berücksichtigen, zu einer Umwandlung der epithelialen Anteile von

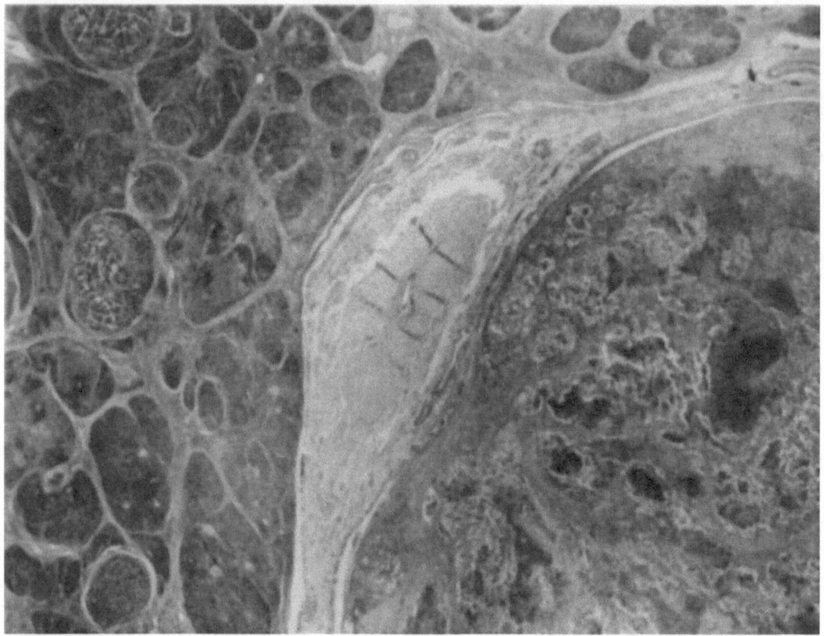

Abb. 18. S. 31/48, 70jährig, ♂ Primärer multizentrischer (hepatocellulärer) Leberkrebs bei
Lebercirrhose. Neben zahlreichen kleinen hepatomartigen Krebsknoten, großer Adeno-
carcinomknoten mit fibrösem Stroma und reichlichen Nekrosen. (H. E., Übersicht.)

trabeculär-leberzelligen zu drüsig-gallengangsähnlichen Formationen gekommen sein. *Abb. 16* demonstriert einen ähnlichen Fall. Wir erkennen auf
der rechten Bildseite ein Adenocarcinom mit fibrösem Stroma und links,
im gesunden Lebergewebe, einen kleinen Krebsknoten, der in der Vergrößerung *(Abb. 17)* den Übergang des reticulären zum fibrösen Stroma
deutlich veranschaulicht. Der größere Teil dieses kleinen Knotens ist
nach Zellart und -formation durchaus leberähnlich, man sieht, wie der
trabeculäre Bau der Leber auf die Geschwulst übergeht, so daß dieselbe
kaum vom gesunden Lebergewebe abzugrenzen ist. Zum Zentrum hin
wird das Stroma fibrös, und die Geschwulstzellen ordnen sich zu Drüsen-
bildungen. Wir können also nicht den Ausführungen F. KLARS (1940)
zustimmen, der das angebliche Fehlen von „Übergängen" zwischen he-
pato- und cholangiocellulärem Krebs als Beweis für die grundsätzliche

Verschiedenheit beider Carcinomarten wertete. *Abb. 18* zeigt zum Abschluß das bekannte und in der Literatur oft beschriebene (s. o.) Nebeneinander-Vorkommen eines multizentrischen, hepatocellulären Leberkrebses und eines großen, stark nekrotischen Adenocarcinomknotens mit fibrös-kollagenem Stroma bei hochgradiger Lebercirrhose.

Es kam uns bei der vorstehenden Bearbeitung der Histologie des primären Leberkrebses in der Hauptsache darauf an, die große Variabilität, die außerordentliche Buntheit des histologischen Verhaltens aufzuzeigen, die dem Leberkrebs in fast noch ausgeprägterer Weise zu eigen ist als dem Lungenkrebs. Wir können daraus ersehen, wie recht die älteren Autoren (siehe G. HERXHEIMER 1930) taten, gerade dieser großen Variabilität des histologischen Bildes wegen, eine morphologisch-histologische Einteilung des Leberkrebses zu verwerfen. Die Namensgebung „hepatocellulär“ und „cholangiocellulär“ war ursprünglich auch von ihren Inauguratoren, in strikter Ablehnung jedes morphologischen Einteilungsschemas, als *histogenetische* Einteilung gewählt worden. Man glaubte, aus den großen histologischen Differenzen zwischen den einzelnen Leberkrebsen auf eine unterschiedliche Entstehungsweise schließen zu müssen. W. LOEHLEIN (1907): „... in der Tat haben viele von den unter dem Namen des primären Leberkrebses beschriebenen Fällen nur noch die Eigenschaft als maligne Epithelgeschwulst miteinander gemein, während sowohl der makroskopische wie auch der mikroskopische Befund gänzlich unvergleichbar erscheint und eine einheitliche Entstehungsweise der beschriebenen Tumoren durchaus unwahrscheinlich macht.“

An sich stellt diese Variabilität des histologischen Bildes eines Organkrebses nichts Besonderes dar und berechtigt uns nicht zu irgendwelchen Rückschlüssen auf die Histogenese derartiger Geschwülste. Auch beim Lungenkrebs kennen wir die verschiedensten histologischen Formen, vom ausgereiften verhornenden Plattenepithelcarcinom über seltsame, völlig undifferenzierte Typen und kleinzellige sarkomatöse Bilder bis zu den reinen tubulären Zylinderzellcarcinomen. Und doch finden wir in der Literatur des Lungenkrebses auch nicht annähernd eine derartig umfangreiche, sich im einzelnen oft widersprechende Nomenklatur und histologische Klassifizierung wie beim primären Leberkrebs.

S. v. HEUKELOM (1894) unterteilte die Leberkrebse in großzellige, kleinzellig-trabeculäre und trabeculär-alveoläre, H. EGGEL (1901) sprach von soliden und adenomatösen Krebsen, B. FISCHER-WASELS (1903) unterschied trabeculäre und tubuläre (maligne) Adenome, H. RIBBERT (1902, 1909) maligne Adenome und Adenocarcinome (eine Einteilung, über die sich seinerzeit bereits D. v. HANSEMANN ablehnend geäußert hat, da die Ausdrücke „malignes Adenom“ und „Adenocarcinom“ vielleicht graduelle, jedoch niemals grundsätzliche Unterschiede, wie es H. RIBBERT wollte, gegeneinander abgrenzen können). E. KAUFFMANN (1922) wiederum teilte die Lebercarcinome in solche vom Alveolartyp, vom Balken- oder Schlauchtyp und in Adenocarcinome ein. Wir könnten diese Aufzählung bis in die jüngste Literatur fortsetzen, so sprechen z. B. J. LEBON u. R. EISENBETH (1950) von trabeculären, alveolären und atypischen Epitheliomen der Leber. Was haben allein die Bezeichnungen „Adenom" und „Adenocarcinom" für ein heilloses Durcheinander in die Nomenklatur des Leberkrebses gebracht (s. hierüber auch G. HERXHEIMER 1930). Die einen verstanden unter einem Leberadenom eine gutartige, scharf abgegrenzte Leberzell- oder Gallengangsgeschwulst, wie sie bereits von M. SIMMONDS (1884), E. MARCKWALD (1896), V. SCHMIEDEN (1900), R. KRETZ (1904) u. a. beschrieben worden war, andere bezeichneten auch leberzellähnliche Carcinome als „Adenome" oder „maligne Adenome" (J. FROHMANN 1894, H. RIBBERT 1909, P. Prym 1912), und wieder andere wollten unter Adenomen nur tubuläre Bildungen verstehen und sprachen deshalb von Hepatomen (K. YAMAGIWA 1911, G. KIKA 1929) oder malignen Hepatomen (F. ORSOS 1930), die von V. MIROLUBOW (1912) nun wiederum als parenchymatöse Carcinome bezeichnet wurden.

Dieser Wirrwarr von Gruppen und Namen histologischer Klassifizierungsversuche veranlaßte zahlreiche Autoren zur Ablehnung eines histologischen Einteilungsprinzips (H. RIBBERT, K. LANDSTEINER, S. SALTYKOW, M. GOLDZIEHER und Z. v. BOKAY, K. YAMAGIWA, G. KIKA und G. HERXHEIMER). So lesen wir im Handbuch der Pathologischen Anatomie von G. HERXHEIMER:

„Es ergibt sich also aus alledem, daß eine Einteilung nach rein histologisch-morphologischen Gesichtspunkten mangels durchgreifender Kennzeichen der Unterschiede unzulänglich ist. Umso wichtiger erscheint nun das einzig noch übrigbleibende Moment, nachdem eine Einordnung der primären Leberkrebse vorzunehmen ist, nämlich das *histogenetische*; d. h. also eine Einteilung nach den beiden in der Regel einzig in Betracht kommenden Epithelien, von denen der Krebs abzuleiten wäre, also den *Leberzellen einerseits* und den *Gallengangsepithelien andererseits*".

Dies führte zu der allein nach histogenetischen Gesichtspunkten verständlichen klassischen Einteilung der Leberkrebse in hepato- und cholangiocelluläre Carcinome. Eine solche histogenetische Einteilung hat aber zunächst zur *Voraussetzung*, daß die Histogenese der Geschwulst auch aus dem histologischen Bild erkennbar ist. Wir wissen, daß dies für die bösartigen Geschwülste, wenn überhaupt, so nur sehr bedingt zutrifft. Die Entstehung des Krebses wird heute nicht mehr als Entdifferenzierung fertig ausgereifter Epithelzellen (Anaplasie im Sinne D. v. HANSEMANNs, die, namentlich bei geringeren Graden, eine histologische Ähnlichkeit des Krebses mit dem Ausgangsepithel wahrscheinlich machen würde) gedacht, sondern wir sehen im Carcinom eine *Fehl*differenzierung bzw. ein „Fehlregenerat" (B. FISCHER-WASELS, F. BÜCHNER) undifferenzierter Zellen hoher prospektiver Potenz (Indifferenzzonen, siehe A. SCHAPER u. C. COHEN, F. BÜCHNER, A. LAUCHE), die im Einzelfall jede nur mögliche Epithelart nachahmen können, ohne daß das vorliegende histologische Bild, seiner Ähnlichkeit mit gewissen ausgereiften Epithelformationen wegen, einen Schluß auf die Histogenese dieses Krebses zuließe.

'From these considerations it is evident that while the classification of primary liver cancer into hepatocellular and cholangiocellular carcinoma is useful for descriptive purposes, this division cannot be taken to mean that, because a tumour assumes a particular pattern, it is necessarily derived from the tissue which it simulates' (C. Berman).

So benötigen u. E. auch die verhornenden Plattenepithelkrebse der Gallenblase, der Leber, der Lunge oder des Corpus uteri zu ihrer Erklärung keineswegs unbedingt die Annahme von Plattenepithelmetaplasien (O. Lubarsch 1901) oder von versprengten embryonalen Plattenepithelinseln (T. Awoki 1927, C. Plenge 1927, G. Herxheimer 1930).

Aber selbst die Inauguratoren dieser histogenetischen Einteilung der Leberkrebse hatten zunächst genügend Schwierigkeiten, das jeweilige histologische Bild in histogenetischer Hinsicht, wie sie meinten, „richtig" zu deuten (K. Landsteiner 1907, A. Theodorow 1908, M. C. Winternitz 1912, K. Horn 1929, G. Herxheimer 1930). „Es erhebt sich nun die Hauptfrage, ob eine derartige (histogenetische, Verf.) Einteilung insofern durchführbar ist, als wir im Einzelfalle die Ableitung des Carcinoms von Leberzellen einerseits, von Gallengängen andererseits (histologisch, Verf.) nachweisen können." (G. Herxheimer.)

B. Naunyn (1866), B. Riesenfeld (1868), W. Waldeyer (1872), K. Weigert (1876) und A. Kindt (1882) hatten noch sämtliche Leberkrebse von den Gallengangsepithelien abgeleitet, da sie die Leberzelle selbst einer carcinomatösen „Entartung" nicht fähig glaubten. Umgekehrt sahen M. Perls (1872), D. v. Hansemann (1890), S. v. Heukelom (1894), G. Deldeskamp (1896) und Poiree (1899) sämtliche Carcinome der Leber als hepatocelluläre an, wie neuerdings auch wieder R. Kinosita (1940) und J. E. Edwards u. J. E. White (1941). Aber bereits C. Eberth (1868) hatte auf eine mögliche Doppelabstammung der Leberkrebse, also sowohl von den Leberzellen als von den Gallengangsepithelien, aufmerksam gemacht.

Als wichtigsten Hinweis auf die Herkunft eines Leberkrebses glaubte man zunächst das Auftreten von *Gallenfarbstoff* verwerten zu können, der von F. Necker (1905), K. Wegelin (1905), W. Loehlein (1907) und H. Ribbert (1909) als Beweis für die hepatocelluläre Genese dieses Carcinoms genommen wurde. V. Scheel (1901), M. Goldzieher (1910) u. a. wollen jedoch auch sichere „cholangiocelluläre" Krebse mit gallehaltigen Drüsenlumina beobachtet haben.

Man versuchte ferner aus den sog. „*Übergängen*" (G. Herxheimer), aus den Randzonen des Krebsgewebes zum gesunden Lebergewebe hin, Auskunft über die Abstammung des Tumors zu erhalten. S. v. Heukelom, der sich besonders mit diesen Randzonen beschäftigte, glaubte ein allmähliches Übergehen der normalen Leberzelle in die Carcinomzelle erblicken zu können, weshalb er, da er diese „Übergänge" in allen Fällen beobachten konnte, sämtliche Lebercarcinome für hepatocellulär, also von den Leberzellen abstammend, erklärte. Aber schon H. Ribbert und R. Heussi sowie auch B. Fischer-Wasels, K. Wegelin und G. Herxheimer lehnten eine derartige Mißdeutung jener Randbezirke ab, da die gleichen Beobachtungen nicht nur beim primären, sondern auch bei vielen metastatischen Leberkrebsen zu machen sind. M. Goldzieher und E. Kaufmann meinten dagegen, eine gewisse Bedeutung diesen „Übergängen" nicht absprechen zu können.

Da alle ebengenannten Kriterien zur histogenetischen Klassifizierung der Leberkrebse sich im Laufe der Zeit als völlig unbrauchbar erwiesen, wurde von K. Wegelin, K. Yamagiwa, R. Adelheim, G. Kika und Imamura die große Bedeutung des *Krebsstromas* zur Beurteilung der

Abstammung und Zugehörigkeit der Lebercarcinome herausgestellt. Hiernach zeige der hepatocelluläre Krebs, gemäß seiner angeblichen Herkunft von den Leberzellen und in Nachahmung des organischen Aufbaues der Leber ein äußerst zartes reticuläres und capillarreiches Stroma, während der sog. cholangiocelluläre Leberkrebs ein meist mächtig entwickeltes, derbes, kollagen-fibröses Stroma aufweise. Diese krassen, wie man glaubte, selbst bei völlig „ent"differenzierten Lebercarcinomen immer noch stark ins Auge springenden Unterschiede im Bau des Stromas ließen nunmehr eine Einordnung der Leberkrebse in jene beiden klassischen Gruppen „leicht durchführbar" (K. YAMAGIWA 1911, K. STROMEYER 1912, S. SALTYKOW 1914) erscheinen und bilden auch heute noch — da man diese Einteilung nicht mehr histogenetisch, sondern rein morphologisch verstanden wissen will — die einzige „zuverlässige" Grundlage dieser Klassifizierung (E. KAUFMANN 1931, F. KLAR 1940, W. HUECK 1941, R. M. HOYNE u. J. W. KERNOHAN 1947, G. HARTMANN 1951). Wir haben anhand unserer histologischen Bilder gezeigt, wie wenig „zuverlässig" auch dieses Unterscheidungsmerkmal ist und wie wenig berechtigt deshalb eine auf diese Merkmale aufgebaute Einteilung des primären Lebercarcinoms in 2 angeblich grundsätzlich voneinander verschiedene Krebsarten ist.

Muß schon die *erste Voraussetzung* einer histogenetischen Einteilung der Leberkrebse *(die Erkennung der Histogenese aus dem histologischen Bild)* als *nicht* gegeben bezeichnet werden, so *entfällt* nun *auch die zweite Voraussetzung* hierfür, das *Vorhandensein zweier entwicklungsgeschichtlich verschiedener Gewebe*, die den Mutterboden für 2 histogenetisch zu trennende Leberkrebse abgeben könnten. Man glaubte sich seinerzeit zu einer histogenetischen Einteilung der Lebercarcinome umsomehr berechtigt, als I. A. HAMMAR (1926) entgegen den älteren Anschauungen A. v. KÖLLIKERS (1879), die Ansicht vertrat, daß die Leber und die kleinen intrahepatischen Gallengänge aus 2 sich örtlich und zeitlich getrennt entwickelnden embryonalen Gewebsplatten gebildet werden.

Die Entwicklungsgeschichte der Leber stellt sich im kurzen Überblick nach A. SCHMINCKE (1924), R. WEISSENBERG (1933) und O. GROSSER u. G. POLITZER (1953) wie folgt dar: „Die erste Anlage der Leber stellt eine Ausstülpung der ventralen Wand des Duodenums dar, die Leberrinne, deren Epithelwand sich zum Leberwulst verdickt und sich in das Mesenchym des Septum transversum hineinwölbt. Der Leberwulst treibt zahlreiche Sprossen, die Leberzylinder, die bei den Säugetieren und dem Menschen zunächst solide Zellbalken darstellen. Bald vereinigen sich die Lebersprossen zu einem immer mehr an Umfang zunehmenden Netzwerk. Die Leberrinne schnürt sich beim Menschen von der Wand des Duodenums so weit ab, daß sie nur noch als Stiel der Leberanlage erscheint. Der Stiel wächst in die Länge und wird zum Ductus choledochus. Aus dem Caudalende der Leberrinne entwickelt sich gleichzeitig die Gallenblase und der Ductus cysticus. Die bei den Säugetieren und dem Menschen zunächst soliden Leberzellbalken erhalten im Laufe der Entwicklung Lumina, indem in den Leberzellbalken zwischen den Zellreihen ganz feine Spaltkanälchen auftreten, die Gallencapillaren. Die gröberen intrahepatischen Gallengänge bilden sich nach Untersuchungen von HAMMAR durch Aussprossung vom Ductus hepaticus, während man früher annahm, daß sie durch die Umbildung von Leberzellbalken entstehen." Es sei hier nur am Rande darauf hingewiesen, daß H. ELIAS (1948, 1951, 1952, 1955) wie ähnlich auch W. LIPP (1952) dafür eintritt, die „Konzeption des Leberbalkens zu verlassen" und sie durch den Begriff der „Leberplatte" zu ersetzen.

Während A. v. KÖLLIKER (1852, 1872) und ähnlich auch J. BROMAN (1911), F. T. LEWIS (1911) und H. BRAUS (1924) lehrten: „Die intrahepatischen Gallengänge entwickeln sich ganz nach dem Typ der Ausführungsgänge der anderen Drüsen dadurch, daß von den primitiven Lebergängen aus ein Teil der anfangs soliden Leberzylinder sich nach und nach aushöhlt, ein Vorgang, der zuerst zur Bildung der großen Äste der Gallengänge und schließlich zu denjenigen der feinsten Ductus interlobulares führt" (siehe auch C. TOLDT u. O. ZUCKERKANDL 1785), nahmen DOYON, E. GÉRAUDEL und H. v. MEYENBURG (1916, 1917) zwei verschiedene Arten von Gallengängen an, nämlich die extrahepatischen, die sich aus dem caudalen Abschnitt der Leberanlage getrennt von der Leber entwickeln und die intrahepatischen, die aus den Leberzellen selbst hervorgehen und die als Gallengänge I. Ordnung bezeichnet werden.

Demgegenüber vertrat I. A. HAMMAR (1926) (siehe auch W. PFUHL 1932), der 88 menschliche Feten von 3—75 mm Länge untersuchte, die Ansicht, daß die Leberrinne oder Leberbucht zwei gesonderte Ausstülpungen erzeuge, die caudale (Pars cystica), aus der die Gallenblase und die Gallengänge hervorgehen, sowie die kraniale (Pars hepatica), welche die eigentliche Leber ohne Gallengänge bilde. Erst nach Differenzierung der Leber und der äußeren Gallengänge, einschließlich der Gallenblase, entstehe aus der primären Gallengangsplatte die sekundäre, die nun von außen, die Leberstränge als Leitband benutzend, die intrahepatischen Gallengänge vorschiebt. I. A. HAMMAR sagt wörtlich: „Daß es sich bei der Bildung der nicht capillären intrahepatischen Gallengänge nicht lediglich um eine distalwärts fortschreitende Differenzierung von Leberzellbalken, sondern um ein in der erwähnten Richtung vor sich gehendes wirkliches Hervorwachsen eines dem Leber*gang* entstammenden Zellenmaterials handelt."

Nach I. A. HAMMAR, dem sich im wesentlichen auch H. ESSBACH (1951) anschließt, sind also die kleinen intrahepatischen Gallengänge dem Gallensystem und nicht der Leber zuzuordnen, wodurch die oben erwähnte dualistische Auffassung der Histogenese der primären Leberkrebse eine gewaltige Stütze erhielt. Doch die Ansichten I. A. HAMMARS blieben nicht unwidersprochen:

E. HORSTMANN (1939) konnte bei Feten zwischen 10 und 16 mm Länge einwandfreie Umbildungen von Leberzellen zu kleinen Gallengängen beobachten. Beim Studium der Übergänge von Gallencapillare zu Gallengang fallen die von M. CLARA (1930, 1931) entdeckten „Zwischenstücke" auf, die kleinsten bisher beobachteten Gallengänge, deren Zellen noch typische Gallengangszellen sind. Bevor jedoch die Gallencapillaren diese Zwischenstücke erreichen, ergießen sie sich in ampullenartig erweiterte Spalträume, die mehrere Gallencapillaren aufnehmen (M. CLARA, J. BÖHM 1932). Diese Ampullen, die die ersten Teile des Zwischenstückes werden, werden von Zellen begrenzt, die CLARA „Endzellen" nennt und die HORSTMANN noch als einwandfreie Leberzellen nachweisen konnte, womit der Übergang der Leberzellen zu Gallengangsepithelien erwiesen sein soll.

E. HORSTMANN betont besonders die zur Umwandlung der Leberzellen in Gallengangsepithelien notwendige Einwirkung des mesenchymalen Gewebes. L. DOLJANSKI

u. F. C. Roulet (1934) haben über diese Wechselwirkungen von Epithel und Mesenchym gearbeitet und konnten im Kulturversuch zeigen, daß die Bindegewebswucherung den ersten Anstoß zur Entstehung von gangartigen Bildungen aus Leberzellen gibt. Danach könnten kaum Zweifel bestehen, daß aus „jugendlichen" Leberzellen unter Einwirkung des periportalen Bindegewebes echte Gallengänge gebildet werden können.

Diese Erkenntnisse von E. Horstmann und von L. Doljanski und F. C. Roulet, denen sich auch H. Elias vorbehaltlos anschließt, sind nicht nur für die Histogenese des primären Leberkrebses, sondern auch für die Beurteilung der sog. Gallengangswucherungen der Lebercirrhose von größter Wichtigkeit geworden.

E. Wagner (1862), W. Waldeyer (1868), F. Zenker (1872), E. Meder (1895), H. Strobe (1897) hatten diese sog. Gallengangswucherungen, ihrer unbestrittenen Ähnlichkeit mit den Gallengängen wegen, von den terminalen Gallengängen abgeleitet (wie übrigens die Leberzellen auch, siehe R. J. Muir, 1907—1908, B. Lucké 1944). Demgegenüber nahmen S. v. Heukelom (1894), J. Orth (1904), M. Goldzieher u. Z. v. Bokay (1911), G. Herxheimer (1906, 1907, 1908, 1930) und A. Ghon (1936) ihre Abstammung von den Leberzellen an, indem sie sie als atrophisch gewordene und umgebildete Leberzellen bezeichneten. H. W. Altmann (1949) vertritt die Ansicht, daß bei Eindringen der Leberzellen in das kollagene Bindegewebe infolge der veränderten Ernährungsbedingungen eine Atrophie der Leberzellbalken und u. U. sogar eine Umwandlung der Leberzellen zu Gallengangsepithelien möglich sei. A. Carraro (1909), H. Willer (1929) und R. Rössle (1930) halten beide Entstehungsarten der sog. Gallengangswucherungen für möglich. A. Schaper und C. Cohen dagegen verwerfen beide Möglichkeiten und leiten die Gallengangswucherungen, wie auch sämtliche normalen Regenerationsvorgänge von den sog. Indifferenzzonen, also von undifferenzierten Zellen mit hoher prospektiver Potenz, ab. (S. hierüber auch R. Rössle.)

Diese Ansicht von A. Schaper und C. Cohen, alle Restitutions- und Regenerationsvorgänge von undifferenzierten Zellen abzuleiten, dürfte sich heute durchgesetzt haben. Wir müssen die Leber, anatomisch wie funktionell, als einheitliches Organ betrachten, das die ihm zur Verfügung stehenden undifferenzierten Zellen, je nach Bedarf, unter dem Einfluß des Mesenchyms, im Sinne von Doljanski u. Roulet, entweder zu Leberzellen oder zu Gallengangsepithelien ausdifferenzieren kann. Nur so werden auch die Arbeiten von E. Ponfick (1889, 1890, 1895), P. Mallet-Guy (1953) und Manns u. P. Mallet-Guy über die Regeneration der Leber verständlich. Diese Autoren konnten zeigen, daß nach Resektion von Leberstückchen stets histologisch völlig normales Lebergewebe gebildet wird. Die krasse dualistische Ansicht H. A. Kühns (1947), daß Leberzellen nur Leberzellen und Gallengangszellen nur Gallengangssprossungen hervorrufen können, halten wir nach dem Gesagten für unrichtig. Nur wenige Autoren vertreten noch diesen „Dualismus", während die Mehrzahl der Forscher heute den Standpunkt vertritt, daß Leberzellen und kleine intrahepatische Gallengangzellen die gleiche embryonale Matrix haben, und daß im weiteren Leben Neubildungen, seien sie zu

physiologischen Regenerationszwecken oder zu pathologischen Hyperplasien bzw. Tumorbildungen, stets von einem undifferenzierten Zellen-
material ausgehen (was A. PEIPER 1912 für die kindlichen Leberkrebse
bereits besonders hervorgehoben hat), das sich unter Einwirkung des
Gefäßbindegewebes je nach Art des Prozesses entweder zu Gallengängen
und gallengangsartigen Bildungen oder zu Leberzellen bzw. leberzellähnlichen Bildungen entwickelt.

Finden sich in der Leber aber nicht 2 histogenetisch verschiedene
Gewebe, so fällt damit auch die Berechtigung einer histogenetischen
Einteilung des Leberkrebses fort und eigentlich auch die Berechtigung
einer nur histogenetisch zu verstehenden Namensgebung, die statt Klar-
heit zu schaffen, nur Verwirrung angerichtet hat. Das wird besonders
deutlich, wenn C. BERMAN von einem *„scirrhösen"* hepatocellulären
Leberkrebs spricht. Wir halten dafür, diese Einteilung der primären
Leberkrebse in hepato- und cholangiocelluläre Carcinome endgültig fallen
zu lassen. J. LEBON u. R. EISENBETH (1950) vertreten ebenfalls diese Ansicht, „da die verschiedenen Formen der Leberkrebse nur durch die hohe
morphologische Variationsfähigkeit der Leberzelle hervorgerufen werden".
H. MARUYA (1939) bezeichnete den „cholangiocellulären" Leberkrebs
lediglich als atypische Abart des hepatocellulären. Auch nach unserer Ansicht kann es, soweit es sich nicht um Krebse der großen intrahepatischen
Gallengänge handelt, *nur ein* Lebercarcinom geben, das sich von pluripotenten, undifferenzierten Leber„mutter"zellen herleitet und nach den
verschiedensten Richtungen hin ausdifferenzieren kann.

Wenn wir aus didaktischen Gründen eine Einteilung der primären
Leberkrebse vornehmen müssen, so schlagen wir die Unterscheidung
folgender 3 Gruppen vor:

1. Ausgereifte, leberzellähnliche (hepatocelluläre oder hepatomartige)
Leberkrebse.

2. Unreife, undifferenzierte („anaplastische") Leberkrebse, die im
feineren Aufbau kleinzellig, hypernephroid oder großzellig-grotesk aussehen können.

3. Leberkrebse (meist tubuläre Zylinderepithelcarcinome) mit fibrösem Stroma.

Mischformen kommen selbstverständlich ebenso zahlreich wie bei allen
anderen Organkrebsen vor, sie bilden aber keine besondere Gruppe. Wir
haben in unserem Vorschlag den Ausdruck „cholangiocellulär" bewußt
vermieden, da histologisch und histogenetisch betrachtet, als „cholangiocelluläre" Carcinome nur Krebse der *großen* intra- und extrahepatischen
Gallengänge bezeichnet werden sollten.

G. Zur Ätiologie und Pathogenese des primären Leberkrebses.

Die Ätiologie des primären Leberkrebses muß, wie die des Krebses überhaupt, trotz weitgehender Klärung mancher Teilfrage, als völlig „dunkel" bezeichnet werden. „Das Wenige, was wir über Krebsentstehung wissen, betrifft die Fülle exogener Krebsnoxen, worüber wir aber so gut wie nichts wissen, das sind die körpereigenen Krebsfaktoren" (K. H. BAUER 1953). Über die Ätiologie des primären Leberkrebses zu sprechen, hieße somit die ganze Problematik der Geschwulstentstehung aufrollen, ein Unterfangen, das den Rahmen dieser Arbeit weit überschreiten würde. Wir beschränken uns daher auf einige wenige, speziell die Entwicklung des Leberkrebses betreffende Punkte.

Der primäre Leberkrebs tritt in einem außerordentlich hohen Prozentsatz in Gesellschaft der Lebercirrhose auf, und es ist keine Seltenheit, daß *fließende* Übergänge von der Lebercirrhose über die Leberzelladenome zu den echten Krebsen beobachtet werden (G. HERXHEIMER 1930, F. BÜCHNER 1950, E. J. BENZ u. A. H. BAGGENSTOSS 1953). So scheint uns denn das primäre Lebercarcinom ein besonders schönes Beispiel für die Auffassung gewisser Krebse als „den wie auch immer gearteten Versuch einer Regulation" (K. KATZ 1954, in Anlehnung an B. FISCHER-WASELS Regulationstheorie). F. C. ROULET (1951) betrachtet das Lebercarcinom „als das Ergebnis einer Hyperplasie mit Entgleisung, als eine der extremsten Ausdrucksformen eines regeneratorischen hyperplastischen Leberepithels im Verlauf einer Lebercirrhose". Wir sehen in gewissen Formen des primären Leberkrebses, namentlich in den hepatomartigen, auch eine Bestätigung der Ausführungen R. RÖSSLES (1949, 1950) über die „fließenden Übergänge" zwischen gut- und bösartigen Geschwülsten, trotz der von W. BÜNGELER (1951) hiergegen geltend gemachten Einwände. Morphologisch-histologisch kann an fließenden Übergängen zwischen dem gutartigen Hepatom (Leberzelladenom) und dem echten Leberkrebs nicht gezweifelt werden, macht doch zuweilen sogar die histologische Differentialdiagnose zwischen beiden Geschwülsten große Schwierigkeiten (E. MARCKWALD 1896, B. FISCHER-WASELS 1903, K. YAMAGIWA 1911, H. SCHMIDT 1944). Wir erinnern an das oft beschriebene gleichzeitige Vorkommen von Adenomen und Carcinomen in ein und derselben Leber, meist auf dem Boden der Lebercirrhose (B. HUGUENIN 1912, K. YAMAGIWA 1911, M. GOLDZIEHER u. Z. v. BOKAY 1911, S. SALTYKOW 1914, G. HERXHEIMER 1930, E. KAUFMANN 1931, R. JAFFÉ 1947, J. ZEITLHOFER 1951, E. STANGL u. H. VILLINGER-KWERCH 1952).

Wenn W. BÜNGELER sagt: „Jede Art von Gewebsproliferationen kann zur Krebsbildung führen; das gilt besonders für chronische Regenerationsvorgänge ebenso wie für gutartige geschwulstähnliche Gewebsproliferationen, welchen beiden gemeinsam die Zellvermehrung ist. Zu dieser Zellproliferation muß aber noch etwas anderes entscheidendes, z. B. die Einwirkung cancerogener Substanzen hinzukommen", so ist dem ohne weiteres beizupflichten, berechtigt uns aber nicht, jede Art fließender Übergänge zwischen gut- und bösartigen Geschwülsten zu leugnen und beide Geschwulstformen als genetisch grundsätzlich verschiedene Bildungen darzustellen. Büngeler selbst schildert z. B. „die ersten morphologisch faßbaren Veränderungen nach der Buttergelbfütterung", also nach Einverleibung eines cancerogenen Stoffes, „in einer Größenzunahme der Leberzellkerne. In der Folge treten Gallengangswucherungen, adenomähnliche Leberzellwucherungen und schließlich Carcinome auf". Das zeigt deutlich genug, daß keine *grundsätzlichen* Unterschiede zwischen den einzelnen, noch gutartigen Stadien (Hyperplasie, Adenom) der Krebsentwicklung und dem Lebercarcinom selbst bestehen können, sondern die noch gutartigen Vorstufen nur geringere „Grade der Malignität" (R. Rössle) darstellen, zumal sie durch die gleiche cancerogene Substanz wie der Krebs selbst erzeugt werden (E. P. Snijders u. M. Straub 1922, N. Brock, H. Druckrey u. H. Hamperl 1938, 1939, 1940, H. Hamperl 1943). Warum sollte ein cancerogener Stoff stets die ganze Skala der Veränderungen von der einfachen Hypertrophie der Leberzellen bis zum Lebercarcinom hervorrufen, warum sollten die durch ihn verursachten Veränderungen nicht infolge einer durch innere oder äußere Noxen abgeschwächten Wirkung auf einer gutartigen, d. h. einer Stufe „geringerer Malignität" stehen bleiben? Hierfür liefern uns die experimentellen Lebercirrhosen, -adenome und Leberkrebse die mannigfaltigsten und schönsten Beispiele (s. u.).

Gerade in der Leber offenbart sich, wie der Krebs besonders gern aus bereits vorhandenen (sog. gutartigen) pathologischen Gewebsveränderungen entsteht. Das Zusammentreffen des Leberkrebses mit der Lebercirrhose ist so auffällig (siehe Tabelle 15), daß „ursächliche Zusammenhänge zwischen Cirrhose und Leberkrebs als feststehend betrachtet werden können" (J. Zeitlhofer). G. Hartmann faßt die Formalgenese des Leberkrebses kurz wie folgt zusammen: „Die zur Cirrhose führende Schädigung bringt einen teilweisen Untergang des Parenchyms mit sich. Von erhaltengebliebenen Pseudoacini aus kommt es zur Regeneration, die weiterhin unter Einwirkung der Noxe steht, wodurch schließlich an irgendeiner Stelle unter den regeneratorischen proliferierenden Zellen eine Tumorzelle auftritt. Von hier aus nimmt der Krebs seinen Ausgang".

Zahlreiche Autoren, die der Einteilung der Leberkrebse in hepato- und cholangiocelluläre Carcinome folgen (K. Yamagiwa, J. Ewing, M. B. Fried 1924, G. Herxheimer, C. Bonne, W. L. McNamara, L. A. Baker u. W. H. Benner 1950, J. Zeitlhofer 1951, H. J. Schupbach u. R. B. Chappell 1952) heben besonders hervor, daß der hepatocelluläre Leberkrebs weit häufiger mit Cirrhose vergesellschaftet vorkommt, als der sog. cholangiocelluläre, das Lebercarcinom mit fibrösem Stroma. C. Bonne (1935) fand bei *allen* seinen hepatocellulären Leberkrebsen eine Lebercirrhose, J. Ewing (1940) bei 80% und J. Zeitlhofer (1951) bei 90% ihrer Fälle. K. E. Lemmer (1950) dagegen findet die Lebercirrhose bei sämtlichen Leberkrebsformen gleich häufig. Wir selbst beobachteten die Lebercirrhose in 80% unserer hepatomartigen Carcinome und in 40% der Leberkrebse mit fibrösem Stroma.

Bei der Beurteilung dieser Zahlen darf aber nicht außer acht gelassen werden, daß die Leberkrebse mit fibrösem Stroma sehr viel seltener als die hepatocellulären sind, und daß dadurch bei der statistischen Bearbeitung dieser Frage der „Fehler der kleinen Zahl" bedeutend stärker ins Gewicht fällt als ohnehin schon bei den relativ seltenen Leberkrebsen. Hinzu kommt, daß die Lebercirrhose mit ihren häufigen adenomartigen Regeneraten von sich aus mehr zur hepatomartigen Form des Leberkrebses neigt. Darüber hinaus können wir auch nicht in Rechnung stellen, wieviele der sog. cholangiocellulären Krebse der Literatur in Wirklichkeit Carcinome der *großen* intrahepatischen Gallengänge, also der Ductus hepatici, waren.

Tabelle 15. *Zur Häufigkeit der Cirrhose-Carcinome.*

Autor	Prozent der Gesamt-Leberkrebse
1. C. EBERTH (1868)	86
2. H. EGGEL (1901)	86
3. M. GOLDZIEHER u. Z. v. BOKAY (1911)	80
4. K. YAMAGIWA (1911)	64
5. M. YAMANE (1919)	65
6. G. KIKA (1929)	61
7. G. F. STRONG and H. H. PITTS (1930)	87
8. G. HERXHEIMER (1930)	82
9. J. K. SMITH (1933)	39
10. J. LOESCH (1939)	85
11. E. G. GUSTAFSON (1939)	53
12. F. KLAR (1939/40)	80
13. D. L. WILBUR, D. A. WOOD and F. M. WILLETT (1944)	54
14. A. C. WELB (1945)	100
15. R. M. HOYNE and J. W. KERNOHAN (1947)	55
16. C. COERS et P. DROCHMANS (1947)	64
17. D. M. L. ROSENBERG and A. OCHSNER (1948)	71
18. J. GREINACHER (1949)	60
19. K. E. LEMMER (1950)	55
20. C. BERMAN (1951)	63
21. F. C. ROULET (1951)	94
22. W. FISCHER (1952)	54
23. F. W. BLATCHFORD (1952)	20
24. H. J. SCHUPBACH and R. B. CHAPPELL (1952)	57
25. Eigene Beobachtungen	55

Wir können die Lebercirrhose mit gutem Gewissen eine zum Krebs disponierende Erkrankung nennen. Folgende Zahlen geben Auskunft über die Häufigkeit der Lebercirrhose und der auf ihrem Boden entstandenen Leberkrebse:

R. RÖSSLE (1930) gibt im Handbuch der Pathologischen Anatomie von H. HENKE und O. LUBARSCH die Häufigkeit der Lebercirrhose in den europäischen Ländern mit 1—3% aller Sektionen an. W. BLUMENAU (1920) mit 1,5%, F. R. ROSENTHAL (1932) für Amerika mit 3,2%, R. S. BOLES u. J. H. CLARK (1936) für Philadelphia mit 6%, W. L. McNAMARA, L. A. BAKER u. W. H. BENNER (1950) ebenfalls für Amerika mit 3,9%, J. ZEITLHOFER (1951) für Wien mit 0,85—1,3%, A. AUFDERMAUR (1951) für Basel mit 1,8%, W. Fischer (1952) für Deutschland mit 1,5—4,0%, und wir selbst fanden eine Häufigkeit der Lebercirrhose in unserem Sektionsgut (Pathologisches Institut Berlin-Spandau und Berlin-Westend) von 1,8%[1].

Carcinome auf dem Boden der Lebercirrhosen wurden in Europa und Amerika wie folgt gefunden: W. Blumenau (1920) 3,5%, J. E. Berk u. M. M. Lieber (1941) 3,4%, S. Peller (1943) 3,3%, W. A. D.

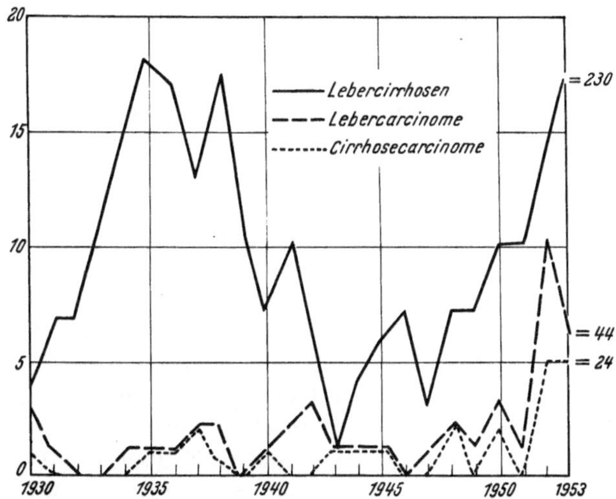

Kurve 3. Verhältnis der Lebercirrhosen zu den Gesamt-Lebercarcinomen und den Cirrhose-Carcinomen im Sektionsgut des Pathologischen Institutes Berlin-Spandau in den Jahren 1930—1953. Absolute Zahlen.

Anderson (1948) 3—7%, J. Zeitlhofer (1951) in den letzten 50 Jahren zunehmend von 3—12%, F. C. Roulet (1951) 0,88% bei der männlichen Bevölkerung und 0,38% bei der weiblichen, S. Warren u. W. L. Drake (1951) 4,4%, und W. Fischer (1952) nach europäischen und amerikanischen Statistiken 3,5—10%. D. L. Wilbur, D. A. Wood u. F. M. Willett (1944) fanden, daß schwere Cirrhosen in weit häufigerem Maße zum Krebs führen als leichte Erkrankungen. Sie stellten bei hochgradigen Cirrhosen sogar einen Prozentsatz von 14,2% Verkrebsung fest. In unserem Beobachtungsgut wiesen 7% der Lebercirrhosen Krebs auf, d. h. wir sahen insgesamt (Pathologisches Institut Berlin-Spandau und Berlin-Westend) 648 Lebercirrhosen, davon 46 mit Leberkrebs vergesellschaftet bei einer Gesamtzahl der primären Leberkrebse von 85[1].

---

[1] E. Langer und V. Honus beziffern in einer neueren Veröffentlichung aus dem Pathologischen Institut Düsseldorf (Ärztl. Forsch. 8, 514, 1954) die Häufigkeit der Lebercirrhosen in den letzten 46 Jahren mit 2,53% (in den Jahren von 1946 bis 1953 sogar mit 3,6%), von diesen Cirrhosen zeigten, 5,7% primäre Lebercarcinome.

Eine noch deutlichere Sprache sprechen die Zahlen der afrikanischen und asiatischen Länder, in denen — wie wir bereits erwähnt haben — der Leberkrebs weitaus häufiger auftritt als in Europa oder Amerika. Auch die Lebercirrhose zeigt sich hier, ganz entsprechend dem Leberkrebsvorkommen, als eine enorm häufige Erkrankung. C. Berman fand in 6,7—10% seiner Sektionen bei Bantunegern Lebercirrhosen. W. Fischer gibt aus der Literatur die Cirrhosehäufigkeit in Ostasien bis zu 20% an, S. Peller das Zusammentreffen von Cirrhose und Krebs bei Negern, Chinesen und Japanern Amerikas mit 11% aller Lebercirrhosen und W. Kouvenaar (1932) für Java mit 20—25%.

Obwohl der Leberkrebs am häufigsten auf dem Boden der Laennecschen sowie der grobknotigen (Marchandschen) Lebercirrhose wächst, kann er doch ebenso in jeder anderen Form der Lebercirrhose auftreten (G. Herxheimer). G. Kika (1929) beschrieb z. B. einen Leberkrebs in einer Stauungscirrhose. Besonders auffällig ist die Häufung von Carcinomen bei *Pigmentcirrhosen* (oder der Siderophilie, H. Kalk 1954). Derartige Beobachtungen wurden von G. E. Rindfleisch (1901), J. Runte (1901), W. Loehlein (1907), T. L. Althausen u. W. J. Kerr (1927), J. W. Orr (1930), S. R. Rosenthal (1932), C. H. Binford, R. L. Lawrence u. H. L. Wollenweber (1938) u. a. publiziert. E. S. Mills (1924) findet in 17,6% aller Pigmentcirrhosen einen Leberkrebs, M. J. Stewart (1931) in 11,4%, J. H. Cheldon (1935) in 5,8%, R. A. Willis (1941) in 43%, P. A. Herbut und H. T. Tamaki (1946) in 20%, W. A. D. Anderson (1948) in 7% und S. Warren u. W. L. Drake (1951) in 19%. Unter unseren eigenen 85 primären Leberkrebsen fanden sich zwei Pigmentcirrhosen.

Auf Grund dieser Zahlen stellen wir fest, daß kaum eine Erkrankung in einem derartig hohen Prozentsatz (bis zu 20%) zum Krebs führt wie die Lebercirrhose, und daß wir hiernach wohl nicht mehr von einem zufälligen Zusammentreffen beider Erkrankungen sprechen können.

A. Kelsch u. P. L. Kiener (1878), J. Frohmann (1894), E. Marckwald (1896) und M. C. Winternitz (1912) betrachteten die Lebercirrhose als *sekundäre* Folge des Krebses, eine Ansicht, der heute nur noch historisches Interesse zukommt.

F. W. Blatchford (1952) warnt vor einer zu starken Betonung der Zusammenhänge zwischen Lebercirrhose und Lebercarcinom, da er bei alleiniger Berücksichtigung der echten Laennecschen Cirrhosen, diese nur in 18% seiner Leberkrebse antreffen konnte. Er äußert den — unserer Meinung nach unberechtigten Verdacht, daß von vielen Autoren die fibröscirrhotischen Umgebungsreaktionen des Leberkrebses bereits als Lebercirrhose gewertet worden seien. Wir glauben eher, daß die Zahlen für die Cirrhosekrebse zu niedrig liegen könnten, da kaum jede Lebercirrhose so gründlich histologisch durchuntersucht werden kann, daß selbst kleinere initiale Lebercarcinome mehr als reine Zufallsbefunde darstellen würden.

Der in gewisser Hinsicht *kausale* Zusammenhang zwischen der Lebercirrhose und dem Leberkrebs zeigt sich besonders in den von C. EBERTH
(1868), K. YAMAGIWA (1911), G. HERXHEIMER (1930) und v. a. immer
wieder beobachteten und beschriebenen kontinuierlichen Übergängen
der Cirrhose zu den adenomartigen Regeneraten und den echten Leberkrebsen. Es liegt im Wesen der Cirrhose mit ihren oft gewaltigen Regene-
rationsvorgängen, den adenomartigen Leberzellhyperplasien und den
z. T. sehr ausgedehnten, fast schon geschwulstmäßigen Gallengangswucherungen *(Abb. 19)*, die Entscheidung, ob gutartige Umbauvor-
gänge, knotige Hyperplasien, adenomatöse oder sogar bereits carcinomatöse Bildungen vorliegen, u. U. gewaltig zu erschweren (R. KRETZ 1894).
Auch die tierexperimentelle Erfahrung (R. JAFFÉ) lehrt eine gewisse
Abhängigkeit des Leberkrebses von cirrhotischen Umbauvorgängen.
Die Frage, inwieweit noch ein *besonderer* cancerogener Reiz hinzutreten muß, um aus einer Lebercirrhose einen Krebs entstehen zu lassen,
sei hier vernachlässigt, wir wissen aber aus der experimentellen Cirrhose-
und Krebsforschung, daß viele Reizstoffe zunächst Cirrhose-, und erst
bei höherer und längerer Dosierung auch krebserzeugend sind (H. HAM-
PERL 1943, R. JAFFÉ 1947, C. BERMAN 1951, E. u. J. MILLER 1952,
F. BÄR 1954).

In diesem Zusammenhang ein paar Worte über die Ätiologie der
Lebercirrhose: Die Lebercirrhose, wie die Pathologie der Lebererkrankungen überhaupt, hat sowohl von klinischer als auch von pathologischer Seite gerade im letzten Jahrzehnt eine besonders ausführliche
Bearbeitung erfahren, da die Zunahme der Lebererkrankungen im und
nach dem zweiten Weltkrieg hierzu mannigfaltige Veranlassung gab
(F. BÜCHNER u. H. KALK 1947, H. A. KÜHN 1947, H. KÖNIG 1947/48,
H. AXENFELD u. K. BRASS 1947/48, H. W. ALTMANN 1949, H. KALK
1950, 1954, H. SIEGMUND 1950, A. AUFDERMAUR 1951, F. C. ROULET
1951, H. THALER 1952, A. WERTHEMANN 1952, H. KNÜCHEL 1953 u. a.).
Wir wollen auf eine Wiederholung sämtlicher möglicher Ursachen der
Lebercirrhose wie sie R. RÖSSLE (1930) im Handbuchkapitel und nach
neueren Gesichtspunkten H. KALK (1954) ausführlich zusammenstellen,
verzichten und lediglich die auch für die Entstehung des Leberkrebses
bedeutsamen ätiologischen Faktoren hervorheben.

Seit dem zweiten Weltkrieg wird in steigendem Maße die *Hepatitis
epidemica* als eine in vielen Fällen, namentlich bei schleichendem Ver-
lauf (H. KALK 1954), zur Cirrhose führende Erkrankung angesehen
(H. KALK, H. G. KUNKEL u. D. H. LABBY, A. AUFDERMAUR, A. H. BAG-
GENSTOSS u. M. H. STAUFFER, H. THALER). W. H. SHELDON u. D. F.
JAMES (1948) publizierten 5 Fälle von Leberkrebs nach Virushepatitis.
A. PELLISSIER (1953) verfolgte den Übergang sklerosierender, schnell
verlaufender Hepatitiden in Lebercarcinom, ähnliche Beobachtungen

stammen auch von J. M. WALSHE und H. H. WOLFF (1952). In vielen
dieser Fälle schloß sich der Leberkrebs ohne vorheriges Auftreten einer
Lebercirrhose unmittelbar an die Hepatitis an. Nach Angaben von
C. BERMAN und F. C. ROULET spielt die Hepatitis epidemica in den
afrikanischen und asiatischen Ländern keine Rolle als ätiologischer
Faktor der hier so auffallend häufigen Lebercirrhosen und Leberkrebse.

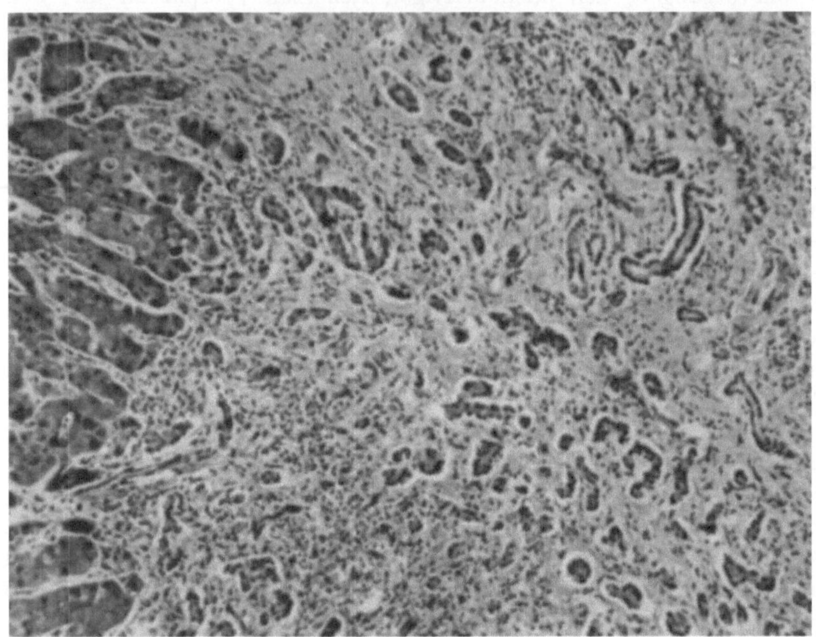

Abb. 19. S. 447/50, 46jährig, ♂ Atrophische LAENNECsche Lebercirrhose. Hochgradige, fast
geschwulstförmige Gallengangswucherungen. Kein Leberkrebs. (H. E., schwache Vergr.)

Dagegen machen M. PAYET, R. CAMAIN, P. PENE u. J. GUÉRIN Leber-
infektionen durch die mangelnde Hygiene der afrikanischen Landbevölkerung für das vermehrte Cirrhose- und Krebsvorkommen dieser
Länder verantwortlich. Wie oben betont, konnten sie einen deutlichen
Unterschied in der Häufigkeit dieser Erkrankungen zwischen Stadt-
und Landbevölkerung Dakars feststellen.

Besondere, wenn auch umstrittene, Bedeutung für die Ätiologie der
Cirrhose und damit auch des Leberkrebses kommt dem *Parasitenbefall*
der Leber (siehe W. FISCHER 1930) zu. M. ASKANAZY (1900) sah Leberkrebse nach Infektion der Leber durch Katzenleberegel, J. BAMBERG
(1901), W. DIBBELT (1903), F. NECKER (1905), W. LOEHLEIN (1907),
E. ZIEGLER (1927) und E. CHRISTELLER (1928) durch Echinococcus,
H. WATANABE (1912) und M. G. RUDITZKY (1928) durch Distomum

hepaticum und R. Jaffé (1936) durch Bilharziose. Auch J. Wätjen (1937), F. Klar (1939/40), G. T. Hultquist (1943) beobachteten Leberkrebse nach Parasitenbefall, D. Symmers (1951) Lebercirrhose bei Schistosomiasis. C. Berman führt zahlreiche weitere Autoren auf, die sowohl über Lebercirrhose als auch über Leberkrebse durch parasitäre Infektion (neben den bereits erwähnten auch durch Ankylostoma, Ascariden und Taenien) berichten. L. Pasteur (1898) erwähnt zwar einen Fall mit ungewöhnlich zahlreichen Parasiten in der Leber (1500 Distoma) ohne primäres Lebercarcinom, was aber selbstverständlich keineswegs gegen einen solchen angenommenen Zusammenhang sprechen kann. Vor allem wird von Veterinärpathologen auf die Bedeutung des Parasitenbefalls für die Ätiologie der Lebercirrhose und des Lebercarcinoms aufmerksam gemacht (Petit 1902, O. Teutschländer 1919, J. Dobberstein 1953), wenngleich auch von E. Joest ein derartiger Zusammenhang bezweifelt wird. Es bleibt dahingestellt, ob die durch die Parasiten hervorgerufene Entzündung den Anstoß zur Entwicklung einer Cirrhose oder eines Krebses gibt, oder ob es sich hier um eine reine Toxinwirkung handelt (H. J. M. Hoogland 1929). P. V. Gharpure (1947) beobachtete eine Lebercirrhose nach Amöbenhepatitis beim Menschen und D. F. Marion, H. Rand und J. G. Hull (1951) Leberkrebs nach Amöbenruhr. Für die Häufigkeit der Lebercirrhose und des Leberkrebses in Afrika und Asien soll der Parasitenbefall der Leber, trotz weiter Verbreitung der parasitären Erkrankungen, keine nennenswerte Rolle spielen (C. Berman). Auch H. Kalk (1954) ist zurückhaltend in der Beurteilung der parasitären Tropenkrankheiten als ätiologisches Moment der Lebercirrhose, da ,,sich herausgestellt hat, daß in den Gegenden, in denen die Cirrhose gehäuft vorkommt, gleichzeitig eine erhebliche Mangelernährung herrscht, besonders Eiweißmangelernährung, die die Entstehung der Cirrhose zum mindesten begünstigt".

Von größter Wichtigkeit für die Erforschung der Ätiologie und Pathogenese der Lebercirrhose und des Leberkrebses ist das Studium der *Hepatosen* (H. Kalk), deren Ursachen wir an erster Stelle in qualitativer und quantitativer *Mangelnahrung* sehen müssen, und die besonders häufig zur Lebercirrhose und in einem gewissen Prozentsatz zum Leberkrebs überleiten (W. A. D. Anderson 1948, P. N. Wahi 1949, F. C. Roulet 1951, C. Berman 1951, B. Sepulveda, E. Royas u. L. Lauda 1952, G. Mayer 1952, O. Wanscher 1953, H. Kalk 1954). Tierversuche haben gezeigt, ,,daß sich auf dem Boden einer Kost, die arm ist an Eiweiß, Vitamin B-Komplex, reich ist an Fett und Cholesterin, eine Fettleber erzeugen läßt, die nach einer bestimmten Dauer entweder in eine akute Dystrophie oder in eine atrophische Cirrhose übergeht, die sich histologisch in nichts von der menschlichen Cirrhose unterscheidet" (H. Kalk 1954). Kalk konnte, den Ergebnissen der Tierversuche entsprechend, an

Heimkehrern aus russischer Kriegsgefangenschaft, welche bekanntlich viele Jahre unter Mangelernährung gelebt hatten, Übergänge von Fettleber zur Lebercirrhose feststellen. Neben dem Mangel an Eiweiß und Vitamin B ist es vor allem der Mangel an Cholin und Methionin, der die Entstehung der Lebercirrhose begünstigt (H. P. HIMSWORTH u. L. E. GLYNN 1944, 1945, D. H. COPELAND u. W. D. SALMON 1946). C. BERMAN u. F. C. ROULET haben ausführlich dargetan, daß die enorme Häufigkeit der Lebercirrhose und des Leberkrebses unter den Eingeborenen Afrikas und Asiens in erster Linie auf die schlechten Nahrungsverhältnisse zurückzuführen sind. „Mit der Mangeldiät der Bantuneger Afrikas, nämlich der Ernährung mit Hirsebrei und saurer Milch, war es möglich, bei Ratten Lebercirrhose und Leberkrebs zu erzeugen" (F. BÄR 1954).

Wir haben gezeigt, daß den gleichen Faktoren, die heute in der Erforschung der Ätiologie der Lebercirrhosen einen besonders hervorragenden Platz einnehmen (Hepatitis epidemica, parasitäre Erkrankungen, Mangelnahrungs-Hepatosen), dieselbe große Bedeutung in der Frage nach der Ätiologie des Leberkrebses zukommt. Es wird, nicht zuletzt durch die zahlreichen Tierexperimente, immer deutlicher, daß der Leberkrebs „*fließend*" aus der Lebercirrhose, ohne Hinzutreten eines „neuen", nicht bereits an der Entwicklung der Cirrhose beteiligten, cancerogenen Stoffes entstehen kann. Interessant sind in dieser Beziehung auch gewisse von F. C. ROULET besonders erwähnte Veränderungen der Leberzellen und Leberzellkerne in den nicht carcinomatösen, cirrhotischen Partien der Krebsleber, die ebenfalls geeignet erscheinen, die behaupteten Übergänge von der Cirrhose zum Krebs wahrscheinlich zu machen:

„Im umgebauten Lebergewebe, das aus verschieden großen Pseudoläppchen zusammengesetz ist, trifft man Bezirke von Kernunruhe, d. h. in einem oder in mehreren Läppchen sind die Kerne größer als normal, teils hyperchromatisch, teils stark vacuolär, oft sind sie doppelt, eingebuchtet oder zeigen kleine Sprossungen. Während man derartigen Unregelmäßigkeiten in Cirrhosen ohne Krebs nur sporadisch begegnet, so erscheinen sie in Cirrhosen mit primärem Leberkrebs viel häufiger. Sie bilden manchmal ganze Läppchen ... Solche Kernveränderungen sind zunächst vereinzelt, sie werden immer reichlicher bis dann in einem oder mehreren Punkten zugleich die definitive Entgleisung erfolgt."

Wir konnten die gleichen Beobachtungen bei unseren mit Krebs vergesellschafteten Lebercirrhosen machen *(Abb. 20)*. Diese Bilder lassen uns aber an der Richtigkeit der Anschauungen G. ARNDTS (1935) zweifeln, nach welchem das Kernbild in jedem Fall eine Unterscheidung zwischen Hyperplasie, Adenom und Carcinom zulasse.

Wir haben bisher den „fließenden" Übergängen zwischen der Lebercirrhose, der knotigen Hyperplasie, dem Leberzelladenom und dem Leberkrebs das Wort geredet und damit die Lebercirrhose bzw. die zu ihrer Entstehung führenden exogenen Noxen, als bedeutsamste ätiologische Faktoren des Leberkrebses herausgestellt! Wir dürfen aber nicht verschweigen, daß damit das Problem der Ätiologie des Leberkrebses noch keineswegs gelöst ist. J. ZEITLHOFER fand eine starke Zunahme der Cirrhosecarcinome (s. o.), *ohne* daß er hierfür die zu erwartende Zunahme der Lebercirrhosen im gleichen Zeitabschnitt feststellen konnte. Welchem Umstand oder Einfluß es zuzuschreiben ist, daß bei gleichem zahlenmäßigem Vorkommen oder sogar bei einer geringen Abnahme (!) der

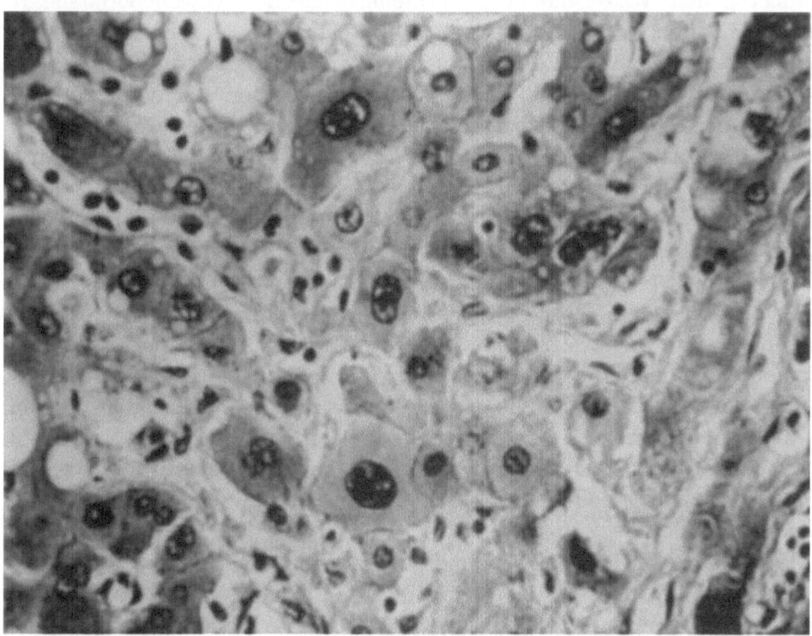

Abb. 20. S. 539/53, 51jährig, ♂ Carcinomferner, cirrhotischer Bezirk bei primärem Leberkrebs mit grobknotiger hypertrophischer Lebercirrhose (siehe Abb. 4). Häufung großer polymorpher Zellen mit Kernatypien. (H. E., starke Vergrößerung.)

Cirrhosen, die Cirrhosekrebse zugenommen haben, darüber kann auch ZEITLHOFER nur Vermutungen aussprechen. Betrachten wir in Kurve 3 an Hand unserer eigenen Fälle das Verhältnis der Häufigkeit der Leberkrebse zu dem der Cirrhosen, so müssen wir feststellen, daß wir wohl eine geringe Zunahme der Lebercirrhosen in den Jahren nach dem zweiten Weltkrieg verzeichnen können (siehe auch H. KALK), diese aber keineswegs der auffallenden Zunahme des Leberkrebses entspricht. Auch in früheren Jahren sahen wir die Lebercirrhose wechselnd häufig, sie hat immer wieder ein An- und Abschwellen gezeigt, ohne daß diese Häufigkeitsschwankungen einen Niederschlag in der Häufigkeit des Leberkrebses gefunden hätten. Wir lesen weiter aus dieser Kurve, daß die von uns beobachtete Zunahme der Lebercarcinome nur zur Hälfte die Cirrhosecarcinome betrifft, daß also ebenso stark auch die Krebse *ohne* Cirrhose zugenommen haben. Forschen wir in der Anamnese dieser letzteren Fälle nach zurückliegenden Erkrankungen der Leber, so müssen wir mit ganz wenigen Ausnahmen konstatieren, daß hier der Leberkrebs gleichsam aus „heiterem Himmel“, ohne irgendwelche Vorerkrankungen der Leber ausgebrochen war. Die hohe Zahl der nicht mit Cirrhose einhergehenden Lebercarcinome läßt daran denken, daß bei intensiver Einwirkung der „cancerogenen Noxe“ oder bei Darniederliegen der Abwehrbereitschaft des Organismus, der Leberkrebs auch ohne vorherige chronisch-entzündliche oder degenerative Veränderungen der Leber auftreten kann.

Es bleibt uns, die Entstehung des Leberkrebses aus embryonalen, kongenitalen Anlagen zu erwähnen (F. KLAR, I. GREINACHER). Wir haben hierauf bereits bei der Behandlung der kindlichen und tierischen primären Leberkrebse hingewiesen. Die Entstehung des Leberkrebses aus kongenitalen Geschwulstkeimen spielt im Kindesalter und bei Tieren eine sicher nicht zu vernachlässigende Rolle, wie allein schon die zahlreichen Mischgeschwülste mit Carcinomkomponenten dieses Organs zeigen. Für die primären Leberkrebse des Erwachsenenalters halten wir diese Entstehungsart, im Gegensatz zu H. ROSENBUSCH (1926), für eine Ausnahme, wie heute allgemein die „dysgenetischen“ Geschwülste im Sinne J. COHNHEIMS (1878) in ihrer Bedeutung für das Krebsgeschehen stark in den Hintergrund getreten sind.

Auch die Frage Trauma und Leberkrebs ist diskutiert worden (W. HAUSER 1933), jedoch konnte ein Zusammenhang nicht glaubwürdig gemacht werden.

Wir haben in unseren ätiologisch-pathogenetischen Betrachtungen versucht, den primären Leberkrebs als den „entgleisten“ Endzustand chronisch-entzündlicher und hyperplastischer Regenerationsbildungen der Leber darzustellen, wir legten besonderen Wert auf die Betonung der „fließenden“ Übergänge zwischen der Lebercirrhose, dem gutartigen Hepatom und dem Lebercarcinom, um zu zeigen, daß zwischen gut- und bösartigen Geschwülsten keine grundsätzlichen Differenzen bestehen.

Anhang.

Der experimentelle Leberkrebs.

Der primäre Leberkrebs steht heute im Mittelpunkt der experimentellen Carcinomforschung.

„Die Säugetierleber ist eines der sowohl biochemisch wie histologisch am besten charakterisierten Gewebe. Darüber hinaus ist eine *Vielzahl* von carcinogenen Substanzen bekannt, die ihre cancerogene Wirkung gerade in der Leber entfalten. Dabei können zudem die betroffenen Zellen — in Abhängigkeit von dem angewandten Stoff — vom Parenchym, von den Gallengängen, vom Bindegewebe und vom reticulo-endothelialen System abstammen. Die Leber darf also als ein hervorragend geeignetes Objekt zur experimentellen Erzeugung von Krebsen gelten" (E. u. J. MILLER 1952, Übersetzung von H. NOTHDURFT).

Wir selbst verfügen über keine eigenen Erfahrungen in der experimentellen Krebsforschung, weshalb wir dieses Kapitel lediglich als Anhang zur Abrundung unserer Ausführungen über die Ätiologie und Pathogenese des Leberkrebses anfügen, im übrigen aber auf die ausführlichen Darstellungen von A. LACASSAGNE (1946/47), K. H. BAUER (1949), E. u. J. MILLER (1952) und F. BÄR (1954) verweisen müssen.

Lebertumoren können experimentell bei Mäusen, Ratten und Kaninchen sowie auch bei verschiedenen anderen Kleintieren auf zahlreichen Wegen erzeugt werden: In erster Linie durch per os oder per injectionem zugeführte *Chemikalien*, dann durch *Mangelernährung* und schließlich auch durch *Parasiten*. B. FISCHER-WASELS (1906) und M. B. SCHMIDT (1924) erzeugten bei Kaninchen und Mäusen durch Einverleibung von Sudanfarbstoffen Lebertumoren, die sie als Adenome und Sarkome ansprachen. Besondere Pionierarbeit auf diesem Gebiete leisteten japanische Forscher (K. YAMAGIWA u. K. ITSCHIKAWA 1916, T. SASAKI u. T. YOSHIDA 1935, R. KINOSITA 1937, 1940), die durch *Azofarbstoffe*, vor allem durch „*Buttergelb*" (p-Dimethylaminoazobenzol) Leberkrebse entstehen ließen. Über die experimentelle Erzeugung von Leberkrebsen durch Einverleibung von Azofarbstoffen liegt heute eine fast unübersehbare Literatur aus allen Ländern vor (siehe u. a. T. SASAKI u. T. YOSHIDA 1935, R. KINOSITA 1937, H. MARUYA u. TANAKA 1937, T. MASAYAMA, H. IKI, T. TOKOYAMA u. M. HARIMOTO 1939, C. BONNE, A. G. v. VEEN u. S. TJOKRONEGORO 1940, E. W. EMMART 1940, J. W. ORR 1940, J. E. EDWARDS u. J. WHITE 1941, C. J. KENSLER, K. SUGIURA u. C. P. RHOADS 1941, H. DRUCKREY 1942, 1943, E. OPIE 1944, A. BUTENANDT 1950, E. u. J. MILLER und Mitarbeiter 1947—1952, H. v. EULER 1953, H. v. EULER, B. v. EULER u. H. HASSELQUIST 1954, A. GRAFFI u. W. HEBEKERL 1953/54). Nicht nur durch p-Dimethylaminoazobenzol (Buttergelb) sondern auch durch sehr zahlreiche weitere Azofarbstoffe konnten Leberkrebse hervorgerufen werden (siehe auch A. H. M. KIRBY u. P. R. PEACOCK 1948), z. B. durch o-Aminoazobenzol, p-Aminoazobenzol, m-Methyl-p-Dimethylaminoazobenzol, Azonaphthalen und Diaminodinaphthyl. Andere Stoffe, die zur Krebsentstehung in der Leber führen, sind: Dibenzkarbazol (durch Pinselung auf die Haut auftragen, E. BOYLAND u. A. M. BRUES 1937, siehe auch M. BRANDT 1927), Dibenzanthrazen, Methylcholanthren (L. C. STRONG 1944), Acetylaminofluoren (P. N. HARRIS 1947), Äthylurethan (R. JAFFÉ 1947), Selen (A. L. MOXON u. M. RHIAN 1943), Betonit (J. W. WILSON 1953), ferner auch Thioharnstoff und Tetrachlorkohlenstoff (siehe E. und J. MILLER).

Wir können hier nicht auf die verschiedenen Theorien über die Wirkungsweise dieser Chemikalien eingehen, es kommt uns im Anschluß an unsere vorstehenden Ausführungen auch vielmehr auf einige morphologisch-histologische sowie ätiologisch-pathogenetische Hinweise an:

Wir stellen fest, daß fast sämtliche aufgeführten chemischen Stoffe sowohl Lebercirrhosen wie Lebertumoren, Adenome und Carcinome, erzeugen. Der Grad und die Stärke der pathologischen Veränderungen sind meistens von der Intensität und der Dauer der Behandlung der Versuchstiere abhängig (N. BROCK, H. DRUCKREY u. H. HAMPERL 1940, H. HAMPERL 1943). Die Entwicklung eines Carcinoms ist aber nicht unbedingt an die Schwere der bestehenden Lebercirrhose gebunden (siehe S. WARREN u. W. L. DRAKE 1951). Wenn auch nicht immer alle Glieder der Kette: Lebercirrhose — Leberadenom — Lebercarcinom in Erscheinung treten, also oftmals das eine oder andere Stadium übersprungen wird oder die Entwicklung nicht bis zum Carcinom hinführt, so wird aus diesen Versuchen doch die pathogenetische Zusammengehörigkeit der 3 genannten Krankheiten deutlich sichtbar, vor allem zeigt sich, daß die Annahme einer besonderen, zur Entstehung des Krebses unbedingt notwendigen „cancerogenen" Noxe, die sich von ähnlichen, zur Bildung gutartiger Veränderungen führenden, grundsätzlich unterscheidet (W. BÜNGELER), überflüssig ist (siehe auch F. BÜCHNER 1950).

Wir weisen ferner darauf hin, daß durch genannte cancerogene Chemikalien sowohl hepatomartige (hepatocelluläre) wie auch sog. cholangiocelluläre Leberkrebse ausgelöst wurden und bis auf vereinzelte Ausnahmen (siehe E. u. J. MILLER) sich beide Carcinomformen im gleichen zahlenmäßigen Verhältnis wie beim spontanen menschlichen primären Leberkrebs fanden. Auch diese Tatsache läßt einen grundsätzlichen Unterschied zwischen den beiden „klassischen" Leberkrebsformen unwahrscheinlich sein.

Die relativ leichte und einfache Erzeugung des Leberkrebses im Experiment, die diesen zum Schulbeispiel des experimentellen Carcinoms überhaupt gemacht hat, kontrastiert stark zu der Seltenheit der *spontanen* Leberkrebse beim Menschen. Es scheint, als ob oben genannte chemische Faktoren in der Ätiologie des menschlichen Leberkrebses an Bedeutung zurücktreten. J. ZEITLHOFER untersuchte die Frage, ob eine Zunahme der Leberkrebse durch die in früheren Jahren häufige

Verwendung des „Buttergelbs" in der menschlichen Nahrung zu beobachten sei, er konnte jedoch keine eindeutigen Ergebnisse erzielen.

Für die Ätiologie der menschlichen Lebercarcinome sind vor allem die Versuche über Krebserzeugung durch *Mangeldiät* von größter Wichtigkeit (siehe oben und H. P. HIMSWORTH u. L. P. GLYNN). G. T. WEBSTER (1952) erzielte bei Ratten durch hohen Fett- und niedrigen Eiweißgehalt der Nahrung Lebercirrhosen, die in einigen Fällen auch hepatomartige Tumorbildungen aufwiesen (siehe auch Versuche von J. GILLMAN u. T. GILLMAN 1945—1948). D. H. COPELAND u. W. D. SALMON (1946), R. W. ENGEL, D. H. COPELAND u. W. D. SALMON (1947) und W. S. HARTROFT (1949) sahen ebenfalls bei Ratten durch cholinarme Diäten Lebercirrhosen mit Übergang in Adenocarcinom, wie auch H. STAUB, G. VIOLLIER u. A. WERTHEMANN (1948). J. C. KENSLER und Mitarbeiter (1941—1950) fanden Stoffe, welche die Wirkung der cancerogenen Substanzen in der Leber stark abschwächen, wie z. B. das Laktoflavin. Begünstigend auf die Tumorbildung in der Leber wirkt nach Versuchen von T. ANDO (1938, 1939, 1941) und KAZUO MORI (1941) polierter Reis. C. HOCH-LIGETI (1950) erzielte Lebercirrhosen und Lebercarcinome an Ratten durch Einverleibung von Pfeffer.

Aus diesen Versuchen wird die große Bedeutung der Nahrungsfaktoren für die außerordentliche Häufigkeit der Lebercirrhose und des Leberkrebses bei den Eingeborenen Afrikas und Asiens offenbar, die infolge ihres niedrigen Lebensstandards von zumeist unzureichender Nahrung mit ausgesprochenem Cholin-, Eiweiß- und Vitamin B-Mangel leben (C. BERMAN, F. C. ROULET, C. BERGERET und F. C. ROULET). Für die *weiße* Bevölkerung Europas und Amerikas können derartige Zusammenhänge zwischen Mangelnahrung und Leberkrebs der im allgemeinen sowohl qualitativen wie quantitativen stets ausreichenden Ernährung wegen nicht in gleicher Weise gesichert werden. Auffallend ist, daß Millionen deutscher Kriegsgefangener jahrelang in Rußland bei hochgradiger Mangeldiät leben mußten, ohne daß wir eine nach experimentellen Erfahrungen zu erwartende Zunahme der Leberkrebse statistisch nachweisen können, obwohl andere Leberschäden an ehemaligen Kriegsgefangenen noch heute häufig beobachtet werden (Fettleber, Lebercirrhose, siehe H. KALK 1954), was den Gedanken an gewisse rassische Dispositionen zum Leberkrebs nahelegt.

F. D. BULLOCK u. M. R. CURTIS (1924, 1926) erzielten experimentelle Leberkrebse durch Infektion von Ratten mit Larven von Cysticercus fasciolaris. M. PETROW u. N. KROTKINA (1933) beobachteten Leber- und Gallenblasencarcinome nach Einbringen von Fremdkörpern in Leber und Gallenblase.

Bei diesen außerordentlich mannigfaltigen Möglichkeiten einer experimentellen Krebserzeugung in der Leber, muß es immer wieder Wunder nehmen, daß der spontane Leberkrebs des Menschen, jedenfalls in Europa und Amerika, zu den selteneren Krebsarten zählt. So verbleiben trotz der Erweiterung unserer Kenntnisse auf dem Gebiet der Ätiologie des Leberkrebses noch viele auch weiterhin offene Fragen.

Zusammenfassung.

Unter Zugrundelegung von 85 an den Pathologischen Instituten Berlin-Spandau und Berlin-Westend beobachteten Leberkrebsen geben wir eine Gesamtdarstellung dieser relativ seltenen und äußerst wechselvollen Geschwülste, die seit der Bearbeitung durch G. HERXHEIMER (1930) in der deutschen Literatur keiner umfassenden Darstellung mehr gewürdigt wurden. In der ausländischen Literatur wurde diese „Lücke" bereits von C. BERMAN (South Africa, 1951) geschlossen, der durch die enorme Häufigkeit des primären Leberkrebses unter den Eingeborenen Afrikas, über ein selten umfangreiches Erfahrungsgut verfügt, das uns reichliche Gelegenheit zu Vergleichen mit unseren eigenen Erkenntnissen gab.

Unsere statistischen Erhebungen lassen eine gesicherte Zunahme des primären Leberkrebses im Sektionsgut des Pathologischen Instituts Berlin-Spandau von 0,16% der Jahre 1930—1947 auf 0,6% der Jahre nach 1947 erkennen. Die relative Häufigkeit stieg in den gleichen Zeitabschnitten von 1,5% auf 3,9%. Ein Vergleich mit der Sektionsstatistik des Pathologischen Instituts Berlin-Westend sowie mit den Zahlen der Weltliteratur (durchschnittliche absolute Häufigkeit 0,13%, relative 1,2%), läßt unseren Befund zunächst als *Einzel*beobachtung erscheinen, obwohl auch J. ZEITLHOFER, H. KALK und P. G. MEYER von einer geringen Zunahme der primären Leberkrebse nach dem 2. Weltkrieg sprechen. Für die Bevölkerung Amerikas konnte in Übereinstimmung mit zahlreichen anderen Autoren eine gesicherte Zunahme der Leberkrebse in den letzten 20 Jahren statistisch errechnet werden (Anstieg der absoluten Häufigkeit von 0,12% auf 0,33%, der relativen von 1,2% auf 2,5%). Besonderer Wert wurde auf die *genaue* statistische Auswertung des Zahlenmaterials unter Berücksichtigung der speziell durch die Eigenheiten des Leberkrebses bedingten Fehlerquellen gelegt.

Der Verdacht einer allgemeinen Zunahme der primären Leberkrebse ließ uns nach hierfür in Frage kommenden ursächlichen Momenten forschen. Der Leberkrebs steht in engen ätiologischen und pathogenetischen Beziehungen zur Lebercirrhose, was in der Häufigkeit der Cirrhosecarcinome zum Ausdruck kommt (60—80% Leberkrebse wachsen auf dem Boden der Lebercirrhose!). Tierexperimente haben gezeigt, daß die gleichen exogenen Noxen, die zu schweren Leberschäden, besonders zur Lebercirrhose führen (Hepatitis ep., Hepatosen durch Mangelnahrung und Parasitenbefall), bei längerer Einwirkungsdauer ohne Hinzutreten

eines neuen, zusätzlichen cancerogenen Faktors, schließlich auch Lebercarcinome entstehen lassen. 3—12% aller Lebercirrhosen entwickeln sich
zum Leberkrebs. Die Häufung der Hepatitisfälle und der Hepatosen im
Sinne KALKS, in und nach dem 2. Weltkrieg, legt den Gedanken an eine
beginnende echte Zunahme des Leberkrebses nahe, jedoch muß hierbei die
stark ins Gewicht fallende, von K. FREUDENBERG besonders betonte Verschiebung des Altersaufbaues unserer Bevölkerung berücksichtigt werden.

In der histologischen Bearbeitung vermeiden wir die klassische Einteilung der Leberkrebse in hepato- und cholangiocelluläre, da diese Klassifizierung von ihren Inauguratoren in strikter Ablehnung eines morpho-
logisch-histologischen Schemas als reine histogenetische Einteilung gedacht war. Nach unseren heutigen Auffassungen über die Carcinom-
pathogenese sind aber Schlüsse, die aus dem histologischen Bild auf eine
etwaige bestimmte Histogenese einer bösartigen Geschwulst gezogen
werden, unzulässig, ganz abgesehen davon, daß wir im Gegensatz zu
HAMMAR die Ansicht vertreten, daß Leberzellen und kleine postcapilläre
Gallengangsepithelien aus den gleichen embryonalen Gewebsplatten entstanden sind. Jeder physiologische sowie pathologische Restitutions- und
Regenerationsprozeß nimmt seinen Ausgang von den pluripotenten Zellen
der „Indifferenzzonen" (SCHAPER u. COHEN). Die genannte klassische
Einteilung der Leberkrebse als „deskriptive Einteilung" zu übernehmen,
wie heute allgemein üblich, halten wir für unglücklich. Das histologische
Bild des primären Leberkrebses übertrifft an Variabilität bei weitem
sämtliche anderen Organkrebse und nur selten besteht eine Ähnlichkeit
mit Leber- oder Gallengangszellen. Auch die unterschiedliche Natur des
Krebsstromas kann uns nicht zur Aufstellung zweier grundsätzlich voneinander zu trennender Carcinomarten berechtigen, da medulläre und
scirrhöse Krebsvarianten auch in anderen Organen beobachtet werden,
ohne daß sie hier Veranlassung zu ähnlichen Differenzierungen geben.
Wir haben darüber hinaus das wechselvolle Verhalten des Stromas der
Lebercarcinome betont, das im gleichen Krebsknoten sowohl reticulär
wie auch kollagen-fibrös sein kann oder sogar in der Metastase einen anderen histologischen Aufbau als im Primärtumor zeigt. Unterschiede im
makroskopischen Verhalten sowie in der Metastasierung der hepato- und
sog. cholangiocellulären Carcinome, wie sie von einigen Bearbeitern beschrieben werden, konnten wir nicht feststellen. Wir schlagen folgende
Einteilungsordnung der primären Leberkrebse vor:

1. Die hepatomartigen (hepatocellulären) Leberkrebse,

2. die undifferenzierten Leberkrebse, die im histologischen Bild kleinzellig, groß- bis groteskzellig oder „hypernephroid" sein können und

3. die Leberkrebse mit fibrösem Stroma.

Abschließend verweisen wir auf einige weiterhin ungeklärte Fragenkom-
plexe betreffs der Histogenese, Pathogenese und Ätiologie des Leberkrebses.

Literatur.

ABEL, W.: Med. Klin. 1948, 428. — ACLAND and DUDGEON: Lancet 1902, 1310. — ALLEN, R. A., and J. R. LISA: Amer. J. Path. 25, 647 (1949). — ALSTED, G.: Amer. J. Med. Sci. 213, 257 (1947). — ALTHAUSEN, T. L., and W. J. KERR: Endocrinology (Springfield, Ill.) 11, 377 (1927). — ALTMANN, H. W.: Frankf. Z. Path. 60, 376 (1949). — ANDERSON, W. A. D.: Pathology. St. Louis: C. V. Mosby Co. 1948. — ANDO, T.: Gann 32, 252 (1938); 33, 229 (1939); 35, 62 u. 201 (1941). — ANGLESIO, E.: Gastroenterology 27, 307 (1954). — APPEL, F.: Arch. Schiffs- u. Tropenhyg. 25, 309 (1921). — ARNDT, G.: Z. Krebsforsch. 41, 393 (1935). — ARON, M.: C. r. Soc. Biol. (Paris) 85, 110 (1921). — ASCHOFF, L: Lehrb. d. Path. Anat. 7. Aufl., Jena: Fischer 1928 u. 8. Aufl. 1936. — Münch. med. Wschr. 1922, 1352. — Klin. Wschr. 1932, 1620. — ASKANAZY, M.: Zbl. Bakter. 28, 491 (1900). — Dtsch. med. Wschr. 1904, 689. — Korresp.bl. Schweiz. Ärzte 1919, 465. — Notions et conceptions recentes sur les cirrhoses hepatiques. Lisboa 1930. — AUERBACH, O., and S. TRUBOWITZ: Cancer (N. Y.) 3, 837 (1950). — AUFDERMAUR, A.: Schweiz. Z. Path.Bakt. 14, 177 (1951). — AWOKI, T.: Virchows Arch. 258, 276 (1925). — AXENFELD, H., u. K. BRASS: Frankf. Z. Path. 59, 281 (1947/48).

BÄR, F.: Arzneimittel-Forsch. 4, 359 (1954). — BAMBERG, J.: Diss. Leipzig 1901. — BAUER, K. H.: Das Krebsproblem. Berlin: Springer 1949. — Dtsch. med. Wschr. 1953, 1525; 1954, 615. — BAUMECKER, H.: Langenbecks Arch. u. Dtsch. Z. Chir. 221, 12 (1929). — BAYLE: Dictionnaire des sciences médical. Cancer, Paris 1812. — BEHREND, A., and S. STARBERG: Amer. J. Surg. 84, 499 (1952). — BEHRENDT, H.: Kinderärztl. Prax. 2, 463 (1931). — BEHRENS, H.: Zbl. Path. 87, 18 (1951). — BENZ, E. J., and A. H. BAGGENSTOSS: Cancer (N. Y.) 6, 743 (1953). — BERBLINGER, W.: Klin. Wschr. 1925, 913. — BERG, E.: Frankf. Z. Path. 54, 264 (1940). — BERGERET, C., u. F. C. ROULET: Acta trop. (Basel) 4, 210 (1947). — BERGMANN, G. v., u. F. STROEBE: In Lehrb. d. Inn. Med., G. v. Bergmann, 4. Aufl. Bd II. Berlin: Springer 1939. — BERK, J. E., and M. M. LIEBER: Amer. J. Med. Sci. 202, 708 (1941). — BERMAN, C.: Primary Carcinoma of the Liver. London: H. K. Lewis & Co. Ltd. 1951. — BERSCH, E.: Virchows Arch. 251, 297 (1924). — BICKEL, A.: Dtsch. med. Wschr. 1923, 140. — BIENENGRÄBER, A.: Arch. Geschwulstforsch. 2, 66 u. 105 (1950). — BIGELOW, N. H., and A. W. WRIGHT: Cancer (N.Y.) 5, 170 (1953). — BINFORD, C. H., R. L. LAWRENCE and H. L. WOLLENWEBER: Arch. of Path. 25, 527 (1938). — BIRCH-HIRSCHFELD, F. V.·Lehrb. Path. Anat. 4. Aufl. Leipzig 1877, 5. Aufl. 1896. — Gerhardts Handb. Kinderheilk. Bd. 4, Teil 2 (1880). — BJORNEBOE, M.: Lancet 1948, 867. — Acta med. scand. (Stockh.) Suppl. 234, 41 (1949). — BLATCHFORD, F. W.: Gastroenterology 21, 238 (1952). — BLUMENAU, E.: Arch. Verdgskrkh. 27, 1 (1920). — BOCK, E.: Virchows Arch. 91, 442 (1883). — BÖHM, J.: Z. Zellforsch. 15, 272 (1932). — BÖTTIGER, W. J.: Arch. klin. Chir. 194, 146 (1938). — BOLES, R. S., and J. H. CLARK: J. Amer. Med. Assoc. 107, 214 (1936). — BONNE, C.: Geneesk. Tschr. Ndld.-Indië 72, 389 (1932); 73, 1440 (1933). — Amer. J. Canc. 25, 811 (1935); 30, 435 (1937). — BONNET, H.: Diss. Kiel 1902. — BORST, M.: Die Lehre v. d. Geschwülsten. Wiesbaden 1902. — Allg. Path. d. malignen Geschwülste. Leipzig: Hirzel 1924. — BOSTROEM, E.: Beitr. path. Anat. 76, 293 (1927). — Der Krebs d. Menschen. Leipzig: Thieme 1928. — BOYLAND, E., and A. M. BRUES: Proc. Roy. Soc. (Lond.) 122, 429 (1937). — BOTMAN, TH. P.: Ref. Zbl. Path. 84, 300 (1948/49). — BRANDT, M.: Verh. dtsch. Ges. Path. 23, 382 (1928). — BRAUN, W.: In Neuere Ergebnisse auf dem Gebiet d. Krebskrankh. Adam-Auler. Leipzig: Hirzel 1937. — BRAUS, H.: Anatomie des Menschen. Bd. II, 327 (1924). — BRECKWOLDT, R.: Z. Krebsforsch. 23, 128 (1926). — BRIESE: Frankf. Z. Path. 23, 48 (1922). — BROCK, N., H. DRUCKREY u. H. HAMPERL: Arch. exper. Path. u.

Pharmakol. **189,** 709 (1938). — Arch. klin. Chir. **194,** 250 (1939). — Z. Krebsforsch. **50,** 431 (1940). — BROMAN, I.: Normale u. pathologische Entwicklungsgeschichte d. Menschen. Wiesbaden 1911. — BRUNSCHWIG, A.: J. Amer. Med. Assoc. **136,** 28 (1948). — BÜCHNER, F.: Allgemeine Pathologie. München-Berlin: Urban & Schwarzenberg 1950. — BÜCHNER, F., u. H. KALK: Verh. dtsch. Ges. inn. Med. 53. Tgg. 1943. — Klin. Wschr. **1947,** 874. — BÜNGELER, W.: Verh. dtsch. Ges. Path. **35,** 10 (1951). — BULLOCK, F. D., and M. R. CURTIS: J. Canc. Res. (Am.) **8,** 446 (1924); **10,** 393 (1926). — BURGER, R.: Diss. Bonn 1894. — BUTENANDT, A.: Verh. dtsch. Ges. inn. Med. **1949,** 342. — Congres Cancer Paris 1950.

CAMPELL, J. G.: Nature **158,** 711 (1945). — Brit. J. Canc. **3,** 198 (1949). — CANTELE, P. G.: Tumori **17,** 233 (1932). — CARRARO, A.: Virchows Arch. **195,** 462 (1909). — CARTER, R. F., and W. A. SMILEY: J. Kansas Med. Soc. **51,** 281 (1949). — CATSARAS, J.: Ann. Méd. **10,** 295 (1922). — CAYOL: Dictionnaire des sciences méd. Cancer, Paris 1812. — CHAJUTIN, M. D.: Virchows Arch. **261,** 315 (1926). — CHARACHE, H.: Amer. J. Surg. **43,** 96 (1939). — CLAIRMONT, P.: Arch. klin. Chir. **89,** 513 (1909). — CLARA, M.: Z. mikrosk.-anat. Forsch. **20,** 584 (1930); **26,** 45 (1931). — CLAWSON, B. J., and V. S. CABOT: J. Amer. Med. Assoc. **80,** 909 (1923). — COERS, C., et P. DROCHMANS: Acta clin. belg. **2,** 402 (1947). — COHNHEIM, J.: Vorlesungen über allg. Pathologie. Berlin: Hirschwald 1877. — CONDORELLI, L.: Minerva med. (Torino) **24,** 553 (1933). — COPELAND, D. H., and W. D. SALMON: Amer. J. Path. **22,** 1059 (1946). — COUNSELLOR, V. S., and A. H. McINDOE: Arch. Int. Med. **37,** 363 (1927). — CHRISTIAN, H. A.: Amer. Med. **5,** 131 (1903). — CHRISTELLER, E.: Münch. med. Wschr. **1928,** 1274. — CHRISTOPHERSON, W. M., and H. S. COLLIER: Cancer (N.Y.) **6,** 853 (1953).

DAVIDSOHN, C.: Virchows Arch. **209,** 273 (1912). — DELDESKAMP, G.: Diss. Freiburg 1896. — DIBBELT, W.: Diss. Greifswald 1903. — DIETRICH, A.: Lehrb. d. path. Anat. II, 3. u. 4. Aufl. Leipzig: Hirzel 1938. — DIJKSTRA, O. H.: Nederl. Tijdschr. Geneesk. **1925,** 1919. — DOBBERSTEIN, J.: Z. Krebsforsch. **59,** 600 (1953). DOLJANSKI, L., u. F. C. ROULET: Virchows Arch. **292,** 256 (1934). — DOYEN: Zit. n. HAMMAR. — DRUCKREY, H.: Klin. Wschr. **1942,** 559; **1943,** 532. — Arch. exper. Path. u. Pharmakol. **210,** 137 (1950).

EBERTH, C.: Virchows Arch. **18,** 1 (1868). — ECK, H.: Z. inn. Med. **7,** 721 (1952). — EDMONDSON, H. A., and P. E. STEINER: Cancer (N. Y.) **7,** 462 (1954). — EDWARDS, J. E., and J. WHITE: J. Nat. Cance. Inst. (Bethesda) **2,** 157 (1941). — EGGEL, H.: Beitr. path. Anat. **30,** 506 (1901). — EICHENGRÜN, W., u. A. ESSER: Z. Krebsforsch. **24,** 63 (1927). — EISERTH, P.: Virchows Arch. **307,** (1941). — ELIAS, H.: Anat. Anz. **96,** 454 (1948). — Acta Anat. **14,** 297 (1952). — Acta Hepatolog. **3,** 1 (1955). — EMILE-WEIL, P., P. ISCH-WALL and E. PERLES: C. r. Soc. Biol. (Paris) **122,** 506 (1936). — EMMART, E. W.: J. nat. Cance. Inst. (Bethesda) **1,** 255 (1940). — ESPERENCE, L.: J. med. Res. (Am). **32,** 225 (1915). — ESSBACH, H.: Zbl. Path. **87,** 281 (1951). — EULER, H. v.: Dtsch. med. Wschr. **1953,** 1755. — EULER, H. v., B. v. EULER u. H. HASSELQUIST: Z. Krebsforsch. **59,** 652 (1954). — EWING, J.: Neoplastic Diseases. A Treatise on Tumours, 4th. Edition. Philadelphia: W. B. Saunders Co. 1940. — EWING, J., and R. M. CUNNINGHAM: Bull. School Med. Univ. Maryld. Baltim. **28,** 61 (1943).

FABYAN, M.: Bull. John Hopkins Hosp. **18,** 351 (1907). — FARRAR, D. A.: Brit. J. Surg. **39,** 183 (1951). — FEASBY, W. R.: Canad. Med. Assoc. J. **53,** 486 (1945). — FELDMAN, W. H.: Amer. J. Path. **4,** 593 (1928). — FINDHAMMER, R.: Diss. München 1938. — FINDLAY, G. M.: J. Roy. Microsc. Soc. **70,** 166 (1950). — FISCHER, W.: In Handb. d. Path. Anat. H. Henke u. O. Lubarsch, V, 1. Berlin: Springer 1930. — Z. Krebsforsch. **45,** 496 (1937); **46,** 221 (1937); **49,** 496 (1939); **53,** 1 (1942). — Med. Klin. **1940,** Heft 12. — Krebsfragen. Jena:

Fischer 1949. — Zbl. Path. **85,** 193 (1949); **89,** 203 (1952); **91,** 301 (1954). — Zbl. Chir. **77,** 1852 (1952). — Fischer-Wasels, B.: Virchows Arch. **174,** 544 (1903). — Münch. med. Wschr. **1906,** 2041. — Frankf. Z. Path. **12,** 399 (1913). — Allgemeine Geschwulstlehre, Handb. d. normalen u. path. Physiologie Bd. 14, II. Berlin: Springer 1927. — Fischler, F.: Physiologie und Pathologie der Leber. 2. Aufl. Berlin: Springer 1925. — Förster, A.: Handb. d. spez. path. Anat. II, 2. Aufl. 1863. — Fox, R. A., and G. W. Bartels: Arch. Path. **6,** 228 (1928). — Frenkel, H. S.: Virchows Arch. **273,** 611 (1929). — Frerichs, F. T.: Klinik d. Leberkrankheiten 1861. — Freudenberg, K.: Z. Krebsforsch. **35,** 178 (1932). — Ärztl. Mittlg. **1955,** 68. — Fried, M. B.: Amer. J. Med. Sci. **168,** 241 (1924). — Froboese, C.: Z. inn. Med. **6,** 321 (1951). Mschr. Unfallheilk. **48,** 145 (1941). — Frohmann, J.: Diss. Königsberg 1894.

Ganelli, E., e T. Predaroli: Pediatria (Napoli) **39,** 1089 (1931). — Gasparian, G, J.: Arch. klin. Chir. **153,** 207 (1928). — Gattner, H.: Ärztl. Wschr. **1952,** 657. — Geissendörfer, H.: Münch. med. Wschr. **1941,** 571. — Geller, H.: Diss. Bonn 1951. — Géraudel, E.: Arch. med. exper. **18,** 514 (1906). — Gharpure, P. V.: Indian med. Gaz. **62,** 315 (1927); **83,** 5 (1948). — Ghon, A.: In Lehrb. d. Path. Anat. v. L. Aschoff, 8. Aufl. Jena: Fischer 1936. — Gillman, J., and T. Gillman: Arch. Path. **40,** 239 (1945). — J. Amer. Med. Assoc. **129,** 12 (1945). — Lancet **1948,** 169. — Gjömb, E.: Hosp.tid. (Dän.) **1935,** Heft 81. — Glahn, W. C. v., and A. R. Lamb: Med. Clin. N. Amer. **8,** 28 (1924). — Glinski, v.: Hippokrates **1941,** 829. — Goldzieher, M.: Verh. dtsch. Ges. Path. **14,** 333 (1910). — Virchows Arch. **267,** 326 (1928). — Goldzieher, M., u. Z. v. Bokay: Virchows Arch. **203,** 75 (1911). — Graffi, A., u. W. Hebekerl: Arch. Geschwulstforsch. **5,** 1 (1953). — Greene, J. M.: Surg. etc. **69,** 231 (1939). — Gregory, R.: Arch. Int. Med. **64,** 566 (1939). — Greinacher, I.: Beitr. path. Anat. **111,** 1 (1949). — Grosse, H.: Arch. Geschwulstforsch. **5,** 318 (1953). — Grosser, O., u. G. Politzer: Grundriß d. Entwicklungsgesch. d. Menschen. 4. Aufl. Berlin: Springer 1953. — Gruber, G. B.: Klin. Wschr. **1928,** 1934. — Grüttner, F.: Z. Fleisch- u. Milchhyg. **38,** 66 (1927). — Gsell, H.: Schweiz. med. Wschr. **1951,** 622. — Gustafson, E. G.: Ann. Int. Med. **11,** 889 (1937).

Hänsel, U.: Diss. Leipzig 1951. — Härtel, F.: Diss. München 1903. — Hammar, I. A.: Arch. Anat., Anat. Abt. **1893,** 123. — Z. mikrosk.-anat. Forsch. **5,** 59 u. 90 (1926). — Hamperl, H.: Z. Krebsforsch. **52,** 185 (1942); **53,** 133 (1943). — Hanot, V. G., et G. Gilbert: Etudes sur les maladies du foie. Paris: Asselin et Houzeau 1888. — Hansemann, D. v.: Berl. klin. Wschr. **1890,** 353. — Virchows Arch. **123,** 356 (1891); **129,** 436 (1892). — Hanser, R.: In Handb. d. Path. Anat. H. Henke u. O. Lubarsch, V, 1. Berlin: Springer 1930. — Harris, P. N.: Cancer Res. **7,** 88 (1947) — Harris, T.: Virchows Arch. **100,** 139 (1885). — Hartmann, G.: Der Krebsarzt **5,** 49 (1950). — Hartroft, W. S.: Anat. Rec. **103,** 466 (1949).— Haubold, H.: Dtsch. Ärztebl. **1935,** 1263. — Reichsgesdh.bl. **1937, 1938.** — Hauch, E. W., and J. Lichstein: Gastroenterology **27,** 292 (1954). — Hauser, W.: Diss. Tübingen 1933. — Heller, A.: Zbl. Path. **6,** 718 (1895). — Henning, N.: In Lehrb. d. spez. path. Physiologie. Hrsgb. L. Heilmeyer, 8. Aufl. Jena: Fischer 1951. — Herbut, P. A., and H. T. Tamaki: Amer. J. Clin. Path. **16,** 640 (1946). — Herxheimer, G.: Zbl. Path. **13,** 705 (1902); **17,** 724 (1906); **19,** 705 (1908). — Verh. dtsch. Ges. Path. **11,** 348 (1907). — In Handb. d. Path. Anat., H. Henke u. O. Lubarsch, V, 1. Berlin: Springer 1930.— Schweiz. med. Wschr. **1935,** 177. — Hess, L.: Wien. klin. Wschr. **1934,** 1129. — Heukelom, S. v.: Beitr. path. Anat. **16,** 341 (1894). — Heussi, P.: Diss. Zürich 1898. —Himsworth, H. P., and L. E. Glynn: Clin. Sci. **5,** 93 (1944). — Lancet **1944,** 457. — Proc. Roy. Soc. Med. **38,** 101 (1945). — Hippel, B.: Virchows Arch. **201,** 326 (1910). — Hirschler,

M.: Frankf. Z. Path. **9**, 343 (1912). — Hoch-Ligeti, C.: Congres Int. du Cancer, Paris 1950. — Hoffmann, R.: Frankf. Z. Path. **36**, 173 (1928). — Holmer, A. J. M.: Frankf. Z. Path. **37**, 51 (1929). — Hoogland, H. J. M.: Z. Krebsforsch. **29**, 239 (1929). — Horn, K.: Frankf. Z. Path. **37**, 579 (1929). — Horstmann, E.: Arch. Entw. mechan. **139**, 363 (1939). — Hosemann, H.: Die Grundlagen d. statistischen Methoden f. Mediziner u. Biologen. Stuttgart: Thieme 1949. — Hoyne, R. M., and J. W. Kernohan: Arch. Int. Med. **79**, 532 (1947). — Hueck, W.: Arch. klin. Chir. **202**, 382 (1941). — Zit. n. Horstmann. — Huguenin, B.: Zbl. Path. **22**, 241 (1911). Hultquist, G. T.: Z. Krebsforsch. **54**, 5 (1943). — Hüttl, Th.: Zbl. Chir. **68**, 930 (1941).

Imamura: Zit n. Yamagiwa. — Inama, K.: Der Krebsarzt **3**, 132 (1948). — Iono, Y., and K. Matsuoka: I. Orient. Med. **19**, 10 (1933).

Jaffé, R.: Frankf. Z. Path. **21**, 168 (1918). — Rev. de la Policlinica, Caracas 1936. — Cancer Res. **7**, 111 (1947). — Frankf. Z. Path. **59**, 42 (1947). — Jameson, E. N.: Edinbgh. med. J. N. S. **42**, 247 (1935). — Jasnogrodski, L.: Diss. Basel 1907. — Joest, E.: Disk.bemerkg. zu O. Teutschländer, Verh. dtsch. Ges. Path. **17**, 468 (1914). — Handb. d. spez. path. Anat. d. Haustiere, II, 2. Aufl. Berlin: Schoetz 1926. — Joest, E., u. S. Ernesti: Z. Krebsforsch. **15**, 1 (1918) — Junghanns, H.: Z. Krebsforsch. **29**, 623 (1929).

Kahlau, G.: Frankf. Z. Path. **50**, 361 (1937). — Kalk, H.: Dtsch. med. Wschr. **1947**, 308; **1948**, 310, 379; **1950**, 225. — Ärztl. Wschr. **1948**, 161. — Cirrhose und Narbenleber. Stuttgart: F. Enke 1954. — Karsner, H. T.: Arch. Int. Med. **8**, 238 (1911). — Amer. J. Clin. Path. **13**, 569 (1943). — Katz, K.: Z. Krebsforsch. **25**, 368 (1927); **57**, 288 (1951). — Die Medizinische **1954**, 669. — Kaufmann, E.: Lehrb. d. spez. path. Anat. 9./10. Aufl., Bd. I. Berlin: W. Gruyter & Co. 1931. — Kausch, W.: Zit. n. F. Roth. — Kazvini, H. M.: Diss. Zürich 1953. — Kellner, B.: Z. Krebsforsch. **49**, 633 (1940). — Kelsch, A., u. P. L. Kiener: Arch. Physiol. **25**, 622 (1876). — Kensler, J., K. Sugiura and C. P. Rhoads: Science **93**, 308 (1941). — Kieser, F.: Diss. Heidelberg 1913. — Kika, G.: Gann (jap.) **23**, 107 (1929). — Kilfoy, E. G., and M. C. Terry: Surg. etc. **48**, 751 (1929). — Kindt, A.: Diss. Kiel 1882. — Kinosita, R.: Gann (jap.) **30**, 423 (1936). — Jap. Path. Soc. Trans. **27**, 665 (1937). — Yale J. Biol. a. Med. **12**, 287 (1940). — Kirby, A. H. M., and P. R. Peacock: J. Path. a. Bacter. **59**, 1 (1947). — Glasgow med. J. **30**, 364 (1949). — Klar, F.: Frankf. Z. Path. **54**, 67 (1939/40). — Klob, J.: Wien. med. Wschr. **1865**, 1357, 1381, 1399. — Knorr, G.: Zbl. Path. **85**, 77 (1949). — Z. inn. Med. **5**, 275 (1950). — Knüchel, H.: Frankf. Z. Path. **64**, 9 (1953). — Koch, O.: Z. Tbk. **94**, 23 (1950). — Kölliker, A. v.: Mikroskopische Anatomie **2**, 248 (1852). — Entw.gesch. d. Menschen u. d. höheren Tiere, 2. Aufl. Leipzig 1879. — König, E.: Med. Klin. **1940**, 405. — König, H.: Frankfurt. Z. Path. **59**, 219 (1947/48). — Köster, K.: Zit. n. Burger. — Koller, S.: Graphische Tafeln, 3. Aufl. Darmstadt: Steinkopff, 1953. — Koster, H., and L. P. Kasman: Amer. J. Surg. **17**, 237 (1932). — Kotljartschuk, P.: Frankf. Z. Path. **40**, 118 (1930). — Kouwenaar, W.: Geneesk. Tschr. Ndld.-Indië **72**, 382 (1932); **75**, 232 (1935). — Kretz, R.: Zbl. Path. **5**, 857 (1894). — Verh. dtsch. Ges. Path. **8**, 54 (1904). — Kühn, H. A.: Beitr. path. Anat. **109**, 389 (1947). — Kunkel, H. G., and D. H. Labby: Ann. Int. Med. **32**, 433 (1950).

Lacassagne, A.: Radiophysiologie exper.: Cancer et Hormones, Vol V, VI. Paris: Hermann & Cie. 1946/47. — Concours med. **75**, 17 (1953). — Lancereaux: Gaz. med. Paris **1868**, 646, 706, 736. — Landsteiner, K.: S.ber. Akad. Wiss. Wien **116**, 175 (1907). — Lauche, A.: Diskuss.bemerkg. zu N. Schümmelfeder, Zbl. Path. **87**, 113 (1951). — Layne, J. A., and E. H. Hildebrand: Gastroenterology

9, 603 (1947). — LAZARUS, J. A., and F. FRIEDMANN: Amer. J. Surg. 86, 318 (1953). — LEBON, J., et R. EISENBETH: Semaine Hôp. 1950, 3228. — LEFFERS, I.: Beitr. path. Anat. 105, 203 (1941). — LEICHTENSTERN, O.: In v. Ziemssens Handb. d. spez. path. Anat. u. Therapie 8, V, 315 (1878). — LEITER, ST.: Beitr. path. Anat. 94, 599 (1934/35). — LEMMER, K. E.: Arch. Surg. 61, 599 (1950). — LENTZE, F. A.: Bruns Beitr. 137, 38 (1927). — LEPEHNE, G.: Zit. n. TAKIZAWA. — LESCHKE, H.: Virchows Arch. 321, 101 (1952). — LEWIN, M. L., GOLDSTEIN and GERHARDT: J. Amer. Med. Assoc. 143, 336 (1950). — LEVITT, A., and D. S. LEVY: Amer. J. Digest. Dis. 5, 420 (1938). — LEWIS, F. T.: Keibel-Malls Handb. 2, 402 (1912). — LIBER, A. F., and C. R. BROWN: Amer. J. Canc. 35, 521 (1939). — LICHTMAN, S. S.: Deseases of the liver, Philadelphia: Lea and Febiger 1949. — LICKINT, F.: Münch. med. Wschr. 1935, 1232. — Dtsch. med. Wschr. 1943, 264. — Verh. dtsch. Ges. inn. Med. 1952, 388. — Arch. Geschwulstforsch. 5, 92 (1953). — LIPP, W.: Z. mikr.-anat. Forsch. 59, 161 (1952). — LISSAUER, M.: Virchows Arch. 202, 57 (1910). — LIUS-ESCHER: Ref. Zbl. Chir. 1887, 99. — LOEHLEIN, W.: Beitr. path. Anat. 42, 531 (1907). — LOESCH, J.: Path. 28, 223 (1939). — LUBARSCH, O.: Verh. dtsch. Ges. Path. 4 (1901); 10, 208 (1906). — Med. Klin. 1924, 299. — LUCKÉ, B.: Amer. J. Path. 20, 471 (1944). — LUDWIG, E.: Zbl. Path. 19, 497 (1908).

MAKINO, J.: Beitr. path. Anat. 72, 808 (1924). — MALLET-GUY: J. internat. Chir. 13, 253 (1953). — MANN, F. C. u. MAGATH: Erg. Physiol. 24, 379 (1924). — MANNS u. P. MALLET-GUY: Zit n. CHRISTOPHERSON. — MANNSFELDT, E.: Diss. Kiel 1931. — MARCKWALD, E.: Virchows Arch. 144, 29 (1896). — MARICONDA: Ref. Zbl. Path. 24, 217 (1913). — MARION, D. F., H. RAND and J. G. HULL: Gastroenterology 17, 581 (1951). — MARTISCHNIG, E.: Österr. Z. Kinderheilk. 7, 253 (1952). — MARUYA, H.: Gann. (jap.) 33, 103 (1939). — MASAYAMA, T., H. IKI, T. TOKOYAMA and M. HARIMOTO: Coll. Papers Fac. of Med. Univ. Osaka 1939, 95. — MAST, W. H., and CH. W. STREAMER: J. Amer. Med. Assoc. 100, 1684 (1933). — MAU, A.: Münch. med. Wschr. 1902, 899. — MAXIMOW, A.: Arch. mikrosk. Anat. 73 (1909). — MAYER, G.: Rev. internat. d'Hépatol. 2, 817 (1952). — McINDOE, A. H.: Arch. of Path. 6, 598 (1928). — McINDOE, A. H., and V. S. COUNSELLOR: Amer. J. Path. 2, 557 (1926). — Arch. Surg. 15, 589 (1950). — McNAMARA, W. L., L. A. BAKER and W. H. BENNER: Amer. J. Surg. 80, 545 (1950). — McNEE: Zit. n. TAKIZAWA. — MEDER, E.: Beitr. path. Anat. 17, 143 (1895). — MEDERER, P. R.: Z. Krebsforsch. 51, 213 (1941). — MELCHIOR, E., F. ROSENTHAL u. H. LICHT: Klin. Wschr. 1926, 537. — MEYENBURG, H. v. · Virchows Arch. 221, 352 (1916). — Beitr. path. Anat. 64, 477 (1917). — MIEREMENT, C. W. G.: Z. Krebsforsch. 17, 268 (1920). — MILIECKI, W. v.: Z. Krebsforsch. 13, 505 (1913). — MILLER, E., and J.: Die Biochemie d. Krebsentstehung in der Leber (Deutsch von H. Nothdurft), Herne, Unger & Domröse 1952. — MILLS, E. S.: Arch. Int. Med. 34, 292 (1924). — MINKOWSKI, O.: Siehe NAUNYN. — MIROLUBOW, V.: Virchows Arch. 209, 367 (1912). — MORI KAZUO: Gann. (jap.) 35, 86, 106, 121 (1941). — MOXON, A. L., and M. RHIAN: Physiologic. Rev. 23, 305 (1943). — MÜLLER, F. H.: Z. Krebsforsch. 49, 57 (1939). — MÜLLER, W.: Zbl. Path. 56, 161 (1932). — MUIR, R. J.: J. Path. a. Bacter. 12, 287 (1907/08). — MULLIGAN, R. M.: Cancer Res. 9, 76 (1949).

NAUNYN, B., u. O. MINKOWSKI: Arch. Anat. usw. 1866, 717. — Arch. exper. Path. u. Pharmakol. 21, 41 (1886). — NECKER, F.: Z. Heilk. 1905, 351. — NIESSEN, v.: Z. Krebsforsch. 24, 272 (1927). — NISSEL, W.: Virchows Arch. 269, 446 (1928). — NISSEN, K.: Ärztl. Wschr. 1954, 149. — NOBILING, H.: Z. Krebsforsch. 10, 286 (1911). — NORRIS, J. C.: Amer. J. Canc. 26, 778 (1936).

OEHLECKER, F. J.: Zbl. Chir. 43, 535 (1916). — OESER, H.: Med. Mschr. 3, 48 (1949). — Z. Krebsforsch. 57, 86 (1950). — OKUBO, Y.: Gann. (jap.) 30, 353 (1936).

— Opie, E.: J. of Exper. Med. 80, 219 (1944). — Orr, J. W.: Lancet 1930, 1400. — J. Path. a. Bacter. 50, 393 (1940). — Orsos, F.: Verh. dtsch. Ges. Path. 24, 266 (1929). — Beitr. path. Anat. 84, 33 (1930). — Orth, J.: Lehrb. d. spez. path. Anat. Berlin 1887. — Die Morphologie der Krebse, Berlin 1905. — Sitzungsber. preuß. Akad. Wiss. 1909, 1225. — Path.-anat. Diagnostik, 7. Aufl. Berlin 1909.

Panini, F.: Ref. Zbl. Path. 12, 134 (1952). — Pasteur, L.: Zit. n. Ruditzky. — Paterni, L.: Ärztl. Forsch. 5, 101 (1951). — Patrassi, G.: Zbl. Path. 55, 241 (1932). — Paul, F.: Virchows Arch. 293, 551 (1934). — Payet, M., R. Camain, P. Pene et J. Guérin: Semaine Hôp. 1953, 3230. — Peiper, A.: Jb. Kinderheilk. 75, 96 (1912). — Peller, S.: Amer. J. Med. Sci. 205, 798 (1943). — Pellissier, A.: Schweiz. Z. allg. Path. 16, 420 (1953). — Pepere, A.: Arch. méd. exper. 1902, 765. — Arch. Soc. méd. Hôp. (Paris) 26, 117 (1902). — Perls, M.: Virchows Arch. 56, 437 (1872). — Petit: Rec. méd. vét. 79, 743 (1902). — Petrov, N., u. N. Krotkina: Z. Krebsforsch. 38, 249 (1933). — Pfuhl, W.: Handb. mikrosk. Anat. d. Menschen V, II. Berlin: Springer 1932. — Pirie, G. R.: Canad. Med. Assoc. J. 27, 401 (1932). — Pirie, J. H. H.: Med. J. S. Africa 17, 87 (1921). — Platou, R. V., and A. J. Hill: Lancet 62, 191 (1942). — Pleitner, M.: Diss. München 1899. — Plenge, C.: Virchows Arch. 264, 370 (1927). — In Neuere Ergeb. auf d. Gebiet d. Krebskrankh. (Adam u. Auler) Leipzig: Hirzel 1937. — Zbl. Path. 86, 242 (1950). — Priesel, A.: Virchows Arch. 267, 354 (1928). — Prinzing, Fr.: Dtsch. med. Wschr. 1926, 671 1306. zit. n. Bauer. — Prym, P.: Frankf. Z. Path. 10, 170 (1912). — Poche, R.: Z. Krebsforsch. 57, 95 (1950). — Poirée: Du cancer du foie avec cirrhose Thèse de Lyon, 1899. — Ponfick, E.: Virchows Arch. 118, 209 (1889); 119, 193 (1890); 138, 51 (1895). — Poscharisky: Zit. n. Chajutin. — Powell: Zit. n. Herxheimer. — Puccinelli, E.: Arch. ital. Anat. path. 1, 781 (1938).

Rabl, R.: Zit. n. Geissendörfer. — Raupp, R.: Diss. Kiel 1901. — Recklinghausen, F. v.: Virchows Arch. 100, 503 (1885). — Ribbert, H.: Zbl. Path. 8, 435 (1897). — S.ber. Ges. Förd. Naturw. Marburg 1902, 17. — Dtsch. med. Wschr. 1909, 1607; 1911, 143. — Die Geschwulstlehre, 2. Aufl. Bonn: Fr. Cohen, 1914. — Ribbert, H., u. H. Hamperl: Lehrb. d. Path. Anat. 18./19. Aufl. Berlin: Springer 1950. — Riesenfeld, B.: Diss. Berlin 1868. — Rindfleisch, G. E.: Münch. med. Wschr. 1901, 283. — Roesle, E. E.: Arch. Geschwulstforsch. I, 258 (1949). — Rössle, R.: Anat. 5, 127 (1920). — In Handb. d. Path. Anat. (H. Henke u. O. Lubarsch) V, 1, Berlin: Springer 1930. — S.ber. Dtsch. Akad. Wiss. Berlin 1949. Dtsch. med. Wschr. 1950, 7. — Rokitansky, K. v.: Handb. spez. path. Anat. Wien 1842/44. — Lehrb. Path. Anat. II, Wien 1856. — Wien allg. med. Z. 1859, H. 4. — Rosenberg, D. M. L., and A. Ochsner: Surgery (St. Louis) 24, 1036 (1948). — Rosenbusch, H.: Virchows Arch. 261, 326 (1926). — Rosenfeld, W.: Zit. n. Walther. — Rosenthal, S. R.: Arch. Path. 13, 88 (1932). — Roth, F.: Zbl. Path. 87, 216 (1951). — Roulet, F. C.: Virchows Arch. 310, 436 (1943). Schweiz. Z. Path. u. Bact. 11, 666 (1946). — Acta anat. (Basel) 4, 248 (1947). — Rowen, H. S., and F. B. Mallory: Amer. J. Path. 1, 677 (1925). — Ruditzky, M. G.: Z. Krebsforsch. 27, 402 (1928). — Runte, J.: Diss. Würzburg 1901.

Sabourin, G.: Essai sur L'adenoma du foie, Thèse de Paris 1881. — Saltykow, S.: Verh. dtsch. Ges. Path. 15, 292 (1912); 17, 358 (1914). — Korresp.bl. Schweiz. Ärzte 1914, 13. — Salviati, L.: Arch. Vecchi anat. pat. Firenze 11, 911 (1948). — Sanford, C. H.: Ann. Int. Med. 37, 304 (1952). — Sasaki, T., u. T. Yoshida: Virchows Arch. 295, 175 (1935). — Saxer, Fr.: Anat. Hefte 6 (1895). — Schamoni, H.: Krebsforsch. 22, 24 (1925). — Schaper, A., u. C. Cohen: Arch. Entw.mechan. 19, 348 (1905). — Scheel, V.: Med. Blatt 1901, 42. — Schlegel, M.: Zit. n. Kahlau. — Schmidt, H.: Zbl. Path. 82, 82 (1944). — Schmidt, M. B.: Beitr. path. Anat. 11 (1892). — Virchows Arch. 148, 43 (1897). — Schmidtmann,

M.: Virchows Arch. **228**, 44 (1920). — SCHMIEDEN, V.: Virchows Arch. **159**, 290 (1900). — SCHMINCKE, A.: In Handb. Path. Anat. Kindesalter (H. BRÜNING u. E. SCHWALBE) II, 3. München: Bergmann, 1924. — SCHRIDDE, H.: Verh. dtsch. Ges. Path. **1905**, 220. — Münch. med. Wschr. **1908**, 1057. — SCHÜLLER, H.: Zit. n. LENTZE. — SCHÜPPEL, O.: In v. Ziemssens Handb. spez. path. Anat. u. Therapie 1878, VIII. — SCHUPBACH, H. J., and R. B. CHAPPELL: Arch. Int. Med. **89**, 436 (1952). — SCHWALBE, E.: Zbl. Path. **12**, 874 (1901). — SCHWING, K.: Zbl. Gynäk. **5**, 308 (1881). — SENFFT, A.: Würzburger med. Z. **4**, 3 (1865). — SEPULVEDA, B., E. ROYAS and L. LAUDA: Rev. invest. clin. Mexico **4**, 321 (1952). — SHELDON, J. H.: Oxford University Press London **1935**, 382. — SHELDON, H., and D. F. JAMES: Arch. Int. Med. **81**, 666 (1948). — SIEDAMGROTZKI: Ber. Vet.wes. Sachsen **1876**, 40. — SIEGMUND, H.: Verh. dtsch. Ges. Path. **19**, 114 (1923). — Virchows Arch. **311**, 180 (1943). — Klin. Wschr. **1947**, 838. — Verh. Ges. Verdgskrkh. **15**, 31 (1950). — SIMMONDS, M.: Dtsch. Arch. klin. Med. **34**, 388 (1884). — SITSEN, A. E.: Z. Krebsforsch. **38**, 639 (1935). — SJÖVALL, E.: Zit. n. HERXHEIMER. — SMITH, K. J.: J. Labor a. Clin. Med. **18**, 915 (1933). — SMITH, L. W.: Arch. Path. **1**, 365 (1926). — SNIJDERS, E. P., u. M. STRAUB: Geneesk. Tschr. Ndld.-Indië **62**, 3 (1922). — SSOLOWJEW, A.: Beitr. path. Anat. **88**, 337 (1932). — STADELMANN, E.: Dtsch. med. Wschr. **1896**, 49. — STAHR, F.: Diss. München 1896. — STANGL, E., u. H. VILLINGER-KWERCH: Klin. Med. **1952**, 523. — STAUB, H., S. VIOLLIER u. A. WERTHEMANN: Experentia (Basel) **4**, 233 (1948). — STEIN, FR.: Virchows Arch. **322**, 145 (1952). — STEINER, M. M.: Amer. J. Dis. Childr. **55**, 807 (1938). — STERNBERG, C.: Wien. med. Wschr. **1935**, 795. — STEWART, J. M.: Lancet **2**, 565 (1931). — Brit. Med. J. **1922**, 1066. — STICKER, M.: Arch. klin. Chir. **65**, 1067 (1902). — STOBBE, H.: Z. inn. Med. **7**, 279 (1952). — STOL, J.: Rozhl. Chir. **32**, 18 (1953). — STROEBE, H.: Beitr. path. Anat. **21**, 379 (1897). — STROMEYER, K.: Zbl. Path. **23**, 1 (1912). — STRONG, G. F., and H. H. PITTS: Arch. Int. Med. **46**, 105 (1930). — Ann. Int. Med. **6**, 485 (1932). — STRONG, G. F., H. H. PITTS and J. G. McPHEE: Ann. Int. Med. **30**, 791 (1949). — STRONG, L. C.: Arch. Path. **37**, 131 (1944). — STÜNZI, H.: Schweiz. Z. Path. Bakt. **10**, 245 (1947). — SURBECK, K. E., u. J. J. TH. VOS: Geneesk. Tschr. Ndld.-Indië. **75**, 239 (1935). — SYMMERS, D.: J. Amer. Med. Assoc. **147**, 304 (1951).

TAKIZAWA, N.: Zbl. Path. **61**, 3 (1934). — TAROCCHI, B.: Arch. Vecchi anat. pat. **17**, 151 (1951). — TAROZZI, G.: Ref. Zbl. Path. **16**, 712 (1905). — TEUTSCHLÄNDER, O.: Verh. dtsch. Ges. Path. **17**, 468 (1914). — THALER, H.: Beitr. path. Anat. **112**, 173 (1952). THEODOROW, A.: Virchows Arch. **193**, 407 (1908). — THÖLE, F.: N. Dtsch. Chir. **1913**, 708. — TISCHENDORF, F.: Zbl. Path. **85**, 134 (1949). — TOLDT, C., u. O. ZUCKERKANDL: Über die Form- und Texturveränderungen d. menschl. Leber während d. Wachstums. Wien. Akad. III, 72 (1876). — TOMLINSON, W. J., and E. WOLFF: Amer. J. Clin. Path. **12**, 321 (1942). — TORNSYKOSKI, A. J., and R. C. STEVANS: J. Pediatr. **43**, 309 (1953). — TOUSSAINT, I.: Frankf. Z. Path. **40**, 538 (1930). — TRIZZINO, E.: Tumori **12**, 63 (1938). — TROTTER, A. M.: J. Comp. Path. a. Ther. **17**, 129 (1904); **18**, 143 (1905). — TSCHISTOWITSCH, A.: Virchows Arch. **204**, 339 (1911). — S.ber. Russ. Path. Ges. Leningrad 1928. — TULI, J. C.: J. Path. a. Bacter **35**, 557 (1932).

VECCHI, B. DE: Virchows Arch. **177**, 133 (1904). — VEER, E. A. V., and H. L. NELMS: Ann. Surg. **87**, 157 (1928). — VEEN, A. G. VAN, and S. TJOKRONEGORO: Zit. n. MILLER. — VIGI, DAGNINI et PANCOTTO: Bull. Soc. Med. **5**, 10 (1928). — VIRCHOW, R.: Die krankhaften Geschwülste. Berlin: Hirschwald 1863. — VULPIAN: Un. méd. Canada **29**, 419 (1866).

WÄTJEN, J.: In Neue Ergebn. auf d. Gebiet d. Krebskrankh. (ADAM u. AULER). Leipzig: Hirzel 1937. — Med. Klin. **1940**, 349. — WAGNER, E.: Arch. Heilk. **2**,

471 (1861). — WAGNER, L., u. E. v. KARGER: Z. Krebsforsch. **59**, 340 (1953).
— WAHI, P. N.: Arch. Path. **47**, 119 (1949). — WALDEYER, W.: Virchows Arch.
43, 533 (1868); **55**, 128 (1872). — WALSHE, I. M., and H. H. WOLFF: Lancet **1952**,
1007. — WALTHER, H. E.: Krebsmetastasen. Basel: Benno Schwabe & Co. 1948. —
WALSEL, P., u. E. GOLD: Arch. klin. Chir. **135**, 138 (1925). — WANSCHER, O.:
Acta path. microbiol. scand. **32**, 348 (1953). — WARREN, S., and W. L. DRAKE:
Amer. J. Path. **27**, 573 (1951). — WARWI, W. N.: Arch. Path. **37**, 367 (1944). —
WATANABE, H.: Jap. Path. Ges. **2**, 101 (1912). — Virchows Arch. **256**, 394 (1925).
— WEBER, W.: Diss. Kiel 1900. — WEBSTER, G. T.: J. Clin. Invest. **21**, 385 (1942).
— WEGELIN, K.: Virchows Arch. **179**, 95 (1905). — Schweiz. med. Wschr. **1942**,
1053. — WEIGERT, C.: Virchows Arch. **67**, 500 (1876). — WEISSENBERG, R.:
Grundl. Entw.gesch. d. Menschen 13. Aufl. Leipzig: Thieme 1933. — WELB,
A. C.: Arch. Path. **40**, 382 (1945). — WELLS, H. G.: Transact. Chicago Path.
Soc. **5**, 11 (1902). — Amer. J. Med. Sci. **126**, 403 (1903). — J. Amer. Med. Assoc.
80, 737 (1923); **88**, 399 (1927). — WEPLER, W.: Ref. zu INAMA, Ber. Path. **2**,
460 (1949). — WERBE, K.: Diss. Bonn 1932. — WERTHEMANN, A.: Schweiz. Z.
allg. Path. **16**, 334 (1953). — Bull. Schweiz. Akad. Wiss. **4**, 43 (1948). — WERNER,
W.: Arch. Geschwulstforsch. **5**, 334 (1953). — WHEELOCK, M. C.: Quart. Bull. u.
west. Univ. med. School, Chicago **22**, 85 (1948). — WILBUR, D. L., D. A. WOOD and
F. M. WILLETT: Ann. Int. Med. **20**, 453 (1944). — WILD, W.: Dtsch. med. Rdsch.
1948, 1. — WILLER, H.: Zbl. Path. **45**, 313 (1929). — WILLIS, R. A.: Med. J. Austral.
2, 666 (1941). — WILSON, J. W.: J. Nat. Cancer Inst. **14**, 65 (1953). — WINTER-
NITZ, M. C.: Virchows Arch. **209**, 239 (1912). — WOOD, H.: Arch. Path. **26**, 873
(1938). — WYLEGSCHANIN, N. L.: Frankf. Z. Path. **35**, 417 (1927).

YAMAGIWA, K.: Virchows Arch. **206**, 437 (1911). — YAMAGIWA, K., and K.
ITSCHIKAWA: Mitt. med. Fak. Tokyo **15**, 295 (1916). — YAMANE, M.: Verh. Jap.
Ges. Path. **8**, 259 (1918). — Med. Z. Univ. Fukuoka **12** (1919). — YOSHIDA, T.:
Trans. Soc. Path. Jap. **24**, 523 (1934). — Dtsch. med. Wschr. **1937**, 712.

ZEITLHOFER, J.: Krebsarzt **6**, 154 (1951). — ZENKER, F.: Dtsch. Arch. klin.
Med. **10**, 166 (1872). — ZIEGLER, E.: Z. Krebsforsch. **24**, 425 (1927).